JN047691

公認心理師のための精神医学

精神疾患とその治療

[監修] 子安増生

[編集] 村井俊哉+野間俊一

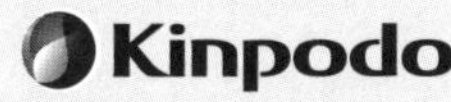

Kinpodo

執筆者（執筆順）

村井俊哉　京都大学大学院医学研究科精神医学教授
深尾憲二朗　帝塚山学院大学教授
白川　治　近畿大学医学部精神神経科学教室教授
川岸久也　京都橘大学非常勤講師
磯部昌憲　京都大学大学院医学研究科精神医学／児童思春期こころの相談センター助教
濱崎由紀子　京都女子大学教授
富永敏行　京都府立医科大学大学院医学研究科精神機能病態学准教授
上田敬太　京都大学大学院医学研究科精神医学講師
鶴身孝介　京都大学大学院医学研究科精神医学／デイ・ケア診療部助教
髙木賢一　北野病院神経精神科部長
須賀英道　龍谷大学短期大学部教授
和田　央　大阪赤十字病院精神神経科主任部長
野間俊一　医療法人淳宰晃会嵯峨さくら病院院長

監修の辞

2015年9月に成立した公認心理師法に基づく国家資格「公認心理師」の養成のための教育が2018年度から全国の大学で開始された。学部25科目のうち，基礎心理学系の科目と臨床心理学系の科目の多くは，既存の開講科目との内容の重複が大きく，既に公刊されているさまざまなテキストをベースに授業を行うこともできるが，既存の基礎心理学系の科目のテキストは，基礎と実践の関連性の説明への言及はほとんど行われておらず，両者を関連づける新たなテキストが望まれる。また，従来の心理学教育ではほとんど扱われていない公認心理師養成科目については，新たなテキストが必要とされるが，その中でも『人体の構造と機能および疾病』ならびに『精神疾患とその治療』は医学系の科目であり，公認心理師の活躍が期待される5分野（保健医療，福祉，教育，司法・犯罪，産業・労働）において重要度の高い医療分野の教育に適した新たなテキストが望まれる。

以上のような課題に応えるために，医学図書出版に重点を置いて活動してきた金芳堂から公認心理師テキストとして，まず以下の3冊を刊行することにした。

『出題基準対応　公認心理師のための基礎心理学』(2019年6月刊行)

『公認心理師のための精神医学　精神疾患とその治療』(本書)

『公認心理師のための医学一般　人体の構造と機能および疾病』(刊行予定)

読者対象は，大学で公認心理師養成科目を学ぶ学生を中心とするが，公認心理師の国家試験の受験を目指している人，既に行われた国家試験の合格者および公認心理師登録者の方々にも役立つ有益な情報を提供するものである。

学習と実践が有機的に結びつき，「国民の心の健康の保持増進に寄与すること」を目的とする公認心理師法の趣旨が豊かに実現することを切に願うものである。

2019年11月

京都大学名誉教授
子安 増生

序

人の心の理解と支援について専門的技能を持つ心理士が社会の中で一層活躍するために，「公認心理師」という国家資格が設けられた。公認心理師法では，心理支援を要する者の心理状態を把握し，その援助を行うだけではなく，関係者への助言や指導，さらには心の健康についての教育や情報提供までもが，公認心理師の職務に含まれている。すなわち，公認心理師は自分が専門とする心理学の知識だけではなく，心理学と隣接する他の領域についても見識を深めなければならず，そのうえで，他の領域の専門家たちとよりよい協力体制を築いていく技能も求められることになる。

とくに精神医学は心理学と密接な関係にあるが，これまで心理士と精神科医とは別々に，それぞれの立場から患者への心理支援を行う傾向があった。しかしこれからは，公認心理師は精神医学について基本的な知識を身に着け，精神科医と密に連携をとりながら心理支援に当たる必要がある。

それでは，公認心理師や公認心理師を目指す心理士は，どのようにして精神医学を学ぶべきだろうか。既存の精神医学の教科書といえばたいてい，医学生の国家試験対策用の表層的なものか，あるいは専門医向けの重厚なものかに限られていて，なかなか臨床現場で使える内容が簡潔に記された書物に出会えない，という心理士の声も聴かれる。そのような状況において，本書『公認心理師のための精神医学：精神疾患とその治療』が企画されることとなった。

本書は，公認心理師を目指す人が精神医学全体を一望できるように編纂されている。章立ては，これまで精神医学領域で使われてきたICD-10に則っているが，アメリカ精神医学会のDSM-5や，2018年に策定され近々日本語に翻訳されることになるICD-11の基準も反映させ，これから長く使っていただける構成となっている。内容はコンパクトながら質は落とさず，専門家にとっても読みごたえのあるものを目指した。とくに，臨床で使えることを重視し，随時症例を示し，臨床現場で求められる対応についても触れている。

公認心理師試験の準備をしている人にとって，本書は必ず役に立つものと自負している。それだけではなく，すでに公認心理師として臨床現場で活躍している人にも，必携書としてつねに脇に置いていただきたいし，専門の精神科医にとっても知識の整理のために活用いただけることを期待している。

本書を通じて，臨床心理に携わる人たちが精神医学についての理解を深め，公認心理師と精神科医とがより一層有機的な協力体制をとることが可能になるのなら，編者としては望外の喜びである。

2019年11月

野間俊一
村井俊哉

目 次

第11章　精神科治療における薬物療法について（須賀英道）155

第12章　公認心理師が知っておくべき関連法令（和田　央）173

第Ⅰ章

導入：精神医学とは?

Ⅰ

臨床心理をベースに精神医学を学ぶ際に

本書籍は「精神医学」の教科書であるが，公認心理師の資格の取得を目指し，将来，心理臨床の専門家として対人援助に関わっていくことを目指している人たちを主たる対象としている（もちろん，それ以外の人たちにも広く親しまれる本になれば，嬉しいことであるが)。したがって，導入にあたるこの章では，読者としてそのような人たちを想定しながら，臨床心理学（心理臨床）と精神医学（精神科医療）の関係について述べる。臨床心理学と精神医学の関係がわかれば，心理臨床の専門家を目指す皆さんが，精神医学を学ぶ際の勘所がつかめるだろう。

精神科医を含む医師は皆，精神医学を医学教育の積み上げの中で学んできている（医学部の教育カリキュラムは，1～2年間の一般教養を終えた後は，選択科目がほとんどなく，ほぼすべてが医学に特化した必修科目である)。それに対して，この本の読者の皆さんは，心理学という（日本の場合には）文系の教育体系の中で精神医学を学ぶことになる。そして将来は「精神医学を専門とする医師」としてではなく「精神医学を十分に理解した心理職」として活躍することになる。そういう意味で，精神医学の学び方も，医師を目指す者が学ぶ方法とおのずと異なってくる。

精神科医療の現場では専門職間の連携がますます重要となってきている。こうした多職種連携の現場で力を発揮する上で，臨床心理学の教育の一部として精神医学を学ぶ皆さんの圧倒的な強みは，正常な心理現象についての知識・理解の深さである。精神科医は，公認心理師試験では当たり前の代表的な心理療法についてさえ体系的に学ぶ機会はない。たとえば不安症群や強迫症群に分類される多くの精神疾患では，認知行動療法や行動療法は，現代精神医学において標準的な治療法に位置づけられている。多くの精神科医はこうした知識を持たないまま実践で活動しているか，実践の中で少しずつ学んでいっているのである。これらの疾患の病態や治療については，皆さんのほうが学習も容易であり，卒業時あるいは専門職資格取得時には，精神科医よりもはるかに高い到達度に至るだろう。

精神医学の学びという点で皆さんのほうが有利な面もある一方で，不利な面もいくつかある。それらの部分は，皆さんには意識的にしっかりと学習していただかなければならない。

皆さんにとって不利な点の一つ目は，心理学・臨床心理学についての知識があることがむしろ仇となって，それらの知識を当てはめることが難しい精神疾患にも，その知識を無理にあてはめようとして，学習が袋小路に陥ってしまうことである。心理学・臨床心理学に対する理解だけではどうしても理解できない病態が，精神医学には存在する。たとえば，右半球の脳梗塞で左半身の麻痺が生じたとき，その麻痺に対して「自分の手足は普通に動く」とご本人が述べることがある。これは「病態失認」という専門用語で知られる精神症状である。こうした症状に対して，心理学・臨床心理学に基づいて「この人は，突然自分に降りかかった麻痺という事実を認めたくないのだ，だから，自分の麻痺を否認しているのだ」という説明をしたくなるかもしれない。しかしこの説明はうまくいかないという証拠がある。病態失認は，左半身の麻痺（つまり右半球の病変）のときに断然多く，右半身の麻痺（つまり左半球の病変）のときはほとんど見られないのである。「麻痺を認めたくない」という否認から病態失認が生じるであれば，麻痺が生じたのが右半身でも左半身かでその頻度は大きく変わることは説明がしづらい。病態失認を説明するためには，「脳の右半球には，自分自身の身体の状態をモニターする機能が備わっており，脳のその部分が傷つくことによって，麻痺という状況を正しく捉えることができなくなった」という，脳機能からの説明に頼らざるをえないのである。精神医学には心理学の知識はもちろん有用である。しかし，この例が示しているのは，心理学・臨床心理学の知識だけでは不十分で，精神医学固有の専門的知識が必要ということである。臨床心理学での教育を基盤に精神医学を学ぶ皆さんには，心理学の特定の理論を様々な精神疾患に無理にあてはめて理解しようとするのでなく，本書の以下の各章で解説されるそれぞれの精神疾患について，いったん心理学理論を離れて，医学疾患として学んでいただきたい。

もうひとつ，心理学の教育システムの中で精神医学を学ぶ人たちにとって不利な点がある。それは，医学教育の土台の上に精神医学を学んでいないため，医療という社会的な枠組みについての関心が薄れがちな点である。私的契約によるカウンセリングなどでは問題となることは少なくても，公的な枠組みの中での治療では，たとえば，病名が何であるのか，その病名は健康保険の対象になるのか，ということは些末なことではない。セラピスト・クライアントの温かい人間関係が大切な心理臨床において，クライアントに病名というラベルを張ることは，好ましくないことと考える人もいるかもしれない。しかし少なくとも，精神科医療あるいは医療一般の現場で仕事をすることを考えるのであれば，精神医学が持つ「医療制度の中の対人援助の実践」という側面に敏感であって欲しい。そして，無味乾燥に思えるかもしれない関連法令や制度のことも，意識して学んでいただきたい。

2 症状，状態像，疾患

精神医学の初学者が時々混乱するのが，症状，状態像，疾患（病名）の区別である。主な症状としては，抑うつ気分，気分高揚，不安（恐怖），強迫観念，睡眠・覚醒リズムの異常，エピソード記憶障害（記憶障害の一種），幻覚，妄想などがある。いくつもの症状は同時に起きることも多く，そういう全体像を「状態像」と呼ぶ。典型的な状態像には，躁状態，せん妄，健忘症候群，精神病状態，などがある。診察する精神科医は個別の症状の有無を見極め，それらの症状の組み合わせとして，それぞれの患者がどのような状態像にあるのかを判定する。症状，状態像が明らかになっても，まだそれは疾患（病名）が明らかになったことにはならない。症状・状態像に，病歴，生活歴，さまざまな検査所見を組み合わせることで，疾患（病名）を判定することになる。つまり「診断」を行うことになる。

この手続きは，精神医学に特化したことではなく，医学一般の手続きである。ただ，医学一般では病名の判定には，客観的検査所見の占める割合が大きい。これに対して精神医学では，医師の主観的判断（例：この患者は易怒性・易刺激性が高まっている）や患者の主観体験（例：周囲の皆が自分の悪口を言っている）に大幅に頼る。この点が，精神医学の診断が医学の中でやや異なっている点である。

とはいえ，精神医学の診断基準は医学のお作法に従っている。臨床心理学の教育システムの一部として精神医学を学ぶ皆さんは，以下のいくつかの点でこのような手続きに違和感を覚えるかもしれない。すなわち，1）健康と病気の線引きをすること，2）症状の数を数え診断を行うこと，3）病気の原因からではなく主に現在の症状から診断すること，の3点である。

2-1 健康と病気の線引きをすること

一般に心理療法の見立てでは，健康と病気の線引きはあまり重視されない。診断をするということは「病名というレッテルをつける」という負の側面もあるし，心理療法の基礎となる理論では，たとえば精神分析学など，健康と病気の状態は連続体であることをむしろ強調するものもある。しかしながら，精神医学は医学の一部であり，この線引きがなければ，医療という社会制度の中でその実践は許されない。現実には，精神科医はこの線引きをかなり柔軟に使っているのであるが，線引きすることそのものを否定するのであれば，医療という枠組みの中での対人援助はありえない。

一方精神医学の内部でも，病態は連続体である，という考え方は一定の支持を得ており，ある診断が当てはまるか当てはまらないかの二者択一で考える現状のモデル（カテゴリカルな範疇分類）に対してディメンジョナル分類を診断基準に取り入れるべきとの主張もある。ディメンジョナル分類とは，複数の特徴的症状の重症度をそれぞれ記録して，それをもって診断とするという考え方である。ディメンジョナル分類は医療制度の中には収まりは悪いが，病気の根本的な成因を研究していく際には合理的であり，基礎研究者からは支持されている。特にパーソナリティ障害に関しては，ディメンジョナル分類は，精神医学の内部でも一定の支持者がいる。

2-2

症状の数を数え診断を行うこと

臨床心理学をベースに精神医学を学ぶ人たちが抱くかもしれない第二の違和感は，症状の組み合わせから診断を行う，という診断法である。現在の精神疾患の診断はアメリカ精神医学会が作成した「精神障害の診断と統計マニュアル」（Diagnostic and Statistical Manual of Mental Disorders; DSM）[1] という診断基準と WHO が定める「疾病及び関連保健問題の国際統計分類（International Classification of Diseases; ICD）[2] である。前者は精神疾患に限った診断分類であり後者は広く医学疾患全体を網羅する診断分類である。DSM は 2013 年に出版された改訂第 5 版（DSM-5）が精神医学では広く用いられている。一方，ICD は 2018 年に第 11 版が出版され，日本では本書執筆時である 2019 年にその翻訳出版が準備されており，近い将来，現行の ICD-10 から ICD-11 へとその利用が移行していくことが予想される。これらの診断基準が用いられるより前は，日本の精神医学は 19 世紀末から 20 世紀前半のドイツ精神医学の影響を強く受けており，当時用いられていた診断分類のことを今から振り返って伝統的診断分類と呼ぶ人もいる。この伝統的診断分類や，米国で盛んであった精神分析学を土台とした診断分類では，症状の確認から診断に至るプロセスに，診断する医師の勘など透明性を欠く要素が紛れ込むことへの懸念があった。そこで現状のような「症状が何項目あればこの診断に該当する」といった診断基準が用いられるようになったのである。

2-3

病気の原因からではなく主に現在の症状から診断すること

いわゆる伝統的診断分類には，代表的な精神疾患の成因を「外因・内因・心因」にわける三大分類法という考え方があった。身体の病気，特に脳の病気を原因とする精神疾患は「外因性」の精神疾患と考える。たとえば，脳炎後遺症の人格変化はそれにあたる。一方で，心的ストレスが原因で生じたと考えられるうつ状態や精神病状態には「心因反応」という病名が広く用いられていた。そして「外因性」にも「心因性」にも含まれない精神疾患は「内因性」の疾患と呼ばれた。統合失調症はそのような内因性の精神疾患の代表とみなされてきた。

一方，DSM-5など現代精神医学の診断法に特徴的なのは，病気の原因を診断においてあまり重視しないという点である。多くの病名の診断は，原因が何であるかではなく，どのような症状が生じているか，といった点で決まる。もちろんすべてにおいて重視されないというわけではなく，たとえば，ICD-10における「症状性または器質性精神障害群」では，具体的な原因（伝統的診断分類でいうところの「外因」）によって診断が決まる。また，外傷後ストレス障害のように「心因」が診断基準に含まれる疾患も一部存在する。しかしながら，大多数の診断名では具体的な原因が診断基準に含まれていない。特に「心因」の有無については，診断する側がよりどころとする心理学的学説次第で，それを心因ととるかどうか，振れ幅が大きくなる。こうしたことへの懸念から，現代の精神医学では，原因（特にまだ仮説レベルの原因）による診断ということをかなり限定的に行うようになったのである。この点は，臨床心理学の教育システムの中で精神医学を学ぶ皆さんにとって，最初は違和感が大きいものと思われる。

ただし，皆さんが持つだろう上記三つの違和感は，精神医学の内部においても，認識されている。病気の原因については重視せず，症状の数を機械的に数え診断を全か無かの判断をし，それで処方薬が決まる，という考え方で抜け落ちるものは，病態・病像の立体的な理解である。ある家庭環境やある社会のもとで，独自の生活史を歩んできた個人が，遭遇した状況のもとでさまざまな症状が生じてくる。症状の中には病気の表われとしての狭義の症状もあるだろうけれども，困難な状況や狭義の症状に対処するための代償性の現象である可能性もあるだろう。つまり，様々な症状はばらばらのものではなく，互いに関連し，またその個人の生活史や個人のおかれた具体的状況と関連している。病像の経過を含め，こうした全体を総合的にとらえ，可能な場合にはそこに意味的関連を見出す。そしてそのような理解を治療につなげていくという視点が，病態・病像の立体的理解である。このことはやりすぎると，過剰な解釈，治療者ごとにばらばらの勝手な解釈に陥るリスクもある。したがって，ある一定の作法のもとでの立体的理解が重要となるわけである。そういう意味でバランスのとれた事例の見立てを体系的に行い，そこに解釈モデルや治療方針を組み合わせたものが，心理療法（特に認知行動療法）で言うところの事例定式化（ケース・フォーミュレーション）ということになる。

3
精神症状の分類

精神症状といえば，不安，抑うつ，幻覚・妄想などを想起される方が多いかもしれないが，認知機能・知的機能の障害もここに含まれる。代表的な症状を以下に挙げる。

3-1
意識

刺激があっても覚醒しない重度の意識障害は「昏睡」と呼ばれる。精神医学の症候学で問題となるのは昏睡に至らない程度の意識の障害で，現代精神医学では，これらの状態はまとめて「せん妄」と呼ばれる（第 8 章で解説）。また，意識の一種であるが，上述の意識（覚醒意識）とは異なる概念として「自己意識」がある。自己意識の障害には，たとえば，自分の行動や動作であるのにそれが自分の意志ではなく他者によって動かされ操られていると感じる「させられ体験（作為体験）」があり，統合失調症に特徴的な症状である（第 2 章で解説）。

3-2
知能

知能とは，日常用語でいうところの知能，知的機能であるが，その定義にはコンセンサスがない。他の多くの精神症状とは異なり，一定の客観性を備え基準値も準備された検査法で測定することができる。ウェクスラー成人知能検査（Wechsler Adult Intelligence Scale; WAIS）はその代表である。

3-3
記憶

記憶は知的機能の一種であるが，代表的知能検査では十分にカバーされておらず，別途，評価する必要がある。記憶は単一ではなく，特に短期記憶と長期記憶の区別は重要である。心理学の教育システムでは，短期記憶と長期記憶の概念は正確に教えられるが，精神医学においては残念ながら短期記憶・長期記憶の概念と即時記憶・近時記憶・遠隔記憶の二系列の用語が用いられており，また教科書レベルでも用語の定義に混乱がある。長期記憶障害を主体とする記憶障害が，「健忘症」（または「健忘症候群」）である。なお，意識の障害，記憶の障害には，「見当識障害」と呼ばれる症状がみられることが多い（以上，第 8 章で解説）。

3-4

知覚

知覚の障害には，視覚失認のように，客観的検査所見として示される症状と，幻覚のように本人の主観的訴えをもとに判定する症状がある。幻覚は統合失調症の代表的症状であり，第 2 章で詳しく解説する。

3-5

思考

思考の障害は形式面の障害と内容面の障害に区分される。形式面の障害には，たとえば思考制止（考えが前に進まず滞ってしまう状態）が含まれ，これはうつ病の代表的症状の一つである。一方で内容面の障害の代表は妄想である。妄想は幻覚と並び統合失調症の代表的症状であり，第 2 章で詳しく解説する。

3-6

感情・気分・情動

一般にはこれらの語は相互互換的に用いられることも多いが，精神医学では情動が一過性の感情を指すのに対して，気分は比較的長期間続く感情を指すことが多い。短期的な情動としても長期的な気分としても現れる代表的な感情は「不安」である。対象が明確な不安は「恐怖」と呼ばれることもある。気分の障害の代表的症状には，他に，うつ状態における抑うつ気分，躁状態における気分高揚がある。

3-7

意志・意欲

意志・意欲が量的に増大する，あるいは減弱することがあり，それぞれ躁状態，うつ状態に特徴的である。うつ状態では意欲の低下が抑うつ気分とともに認められることが多い。ただし，気分の障害と意欲の障害は必ずしも共に起きるわけではなく，抑うつ気分が生じないのに意欲の低下だけが顕著ということもある（脳損傷後の「アパシー」と呼ばれる症状，第 8 章参照）。

3-8

パーソナリティ

パーソナリティは狭義の症状ではないが，個人の心理・行動を特徴づける重要な要素である（第 6 章を参照）。

精神症状の評価においては，対象となる患者・クライアントにおいて，以上のような各症状領域を漏らさず評価することが大切である。ただし，たとえば意識の障害が重篤であれば，その他の領域の障害はそもそも評価できないというように，症状間には複雑な階層性がある。したがって，個別の症状をあるかないかのチェックリストで評価していくという方法のみでは，精神医学的症状評価はできない。診断者にはそれぞれの様々な症状についての知識，症状と症状の関係についての知識，そして論理的思考力が求められる。

4 精神科診断分類

精神疾患の分類は，上述のように ICD-10（まもなく ICD-11 に移行）と DSM-5 で行われている。

まず，ICD-10 についてであるが**表 1-1** で示されているのは大カテゴリーであり，たとえば F4X の X のところには 0 から 9 の数字が入る。さらに小数点を付けて小カテゴリーに分類されることもある。たとえば，外傷後ストレス障害という診断名は F43.1 とコードされる。従来の精神医学では，ICD と DSM という二つの診断分類の間でかなりの違

表 1-1　ICD-10 による精神科診断分類

F0X	症状性を含む器質性精神障害
F1X	精神作用物質使用による精神および行動の障害
F2X	統合失調症，統合失調型障害および妄想性障害
F3X	気分（感情）障害
F4X	神経症性障害，ストレス関連障害および身体表現性障害
F5X	生理的障害および身体的要因に関連した行動症候群
F6X	成人のパーソナリティおよび行動の障害
F7X	精神遅滞
F8X	心理的発達の障害
F90-98	小児期および青年期に通常発症する行動および情緒の障害
F99	特定不能の精神障害

表 1-2　DSM5 による精神科診断分類

1. 神経発達症群／神経発達障害群
2. 統合失調症スペクトラム障害および他の精神病性障害群
3. 双極性障害および関連障害群
4. 抑うつ障害群
5. 不安症群／不安障害群
6. 強迫症および関連症群／強迫性障害および関連障害群
7. 心的外傷およびストレス因関連障害群
8. 解離症群／解離性障害群
9. 身体症状症および関連症群
10. 食行動障害および摂食障害群
11. 排泄症群
12. 睡眠一覚醒障害群
13. 性機能不全群
14. 性別違和
15. 秩序破壊的・衝動制御・素行症群
16. 物質関連障害および嗜癖性障害群
17. 神経認知障害群
18. パーソナリティ障害群
19. パラフィリア障害群
20. 他の精神疾患群
21. 医薬品誘発性運動症群および他の医薬品有害作用
22. 臨床的関与の対象となることのある他の状態

いがあることが問題であったが，2018 年に出版された ICD-11 は，後述の DSM-5 と同一とは言えないまでも共通点がかなり大きくなっている。次に DSM-5 を**表 1-2** に示す。ここでも，表に示されているのは大カテゴリーである。それぞれの大カテゴリーの中に多数の個別の診断名が含まれている。

読者の皆さんは数百もある病気について学ぶことは大変であると思われるかもしれない。そこでまずお勧めしたいのが，それぞれの大カテゴリーについて，それらがおおよそどのような状態であるかを理解することである。本書もそのような意図で，より簡便な分類であるICD-10の大カテゴリーに一定程度準拠した章立てとしている。

もうひとつ**表1-2**で注目いただきたいのは，不安症群／不安障害群のように，二つの名称が併記されている場合があることである。なぜこのようなことになっているかというと，もともと不安障害と呼んでいた病気を不安症と呼称変更しようという議論がなされ（英語ではanxiety disorderであることに変わりはないので，日本語での呼称変更），しかし，かつての言葉も残すべきとの意見もあり，両論併記となったのである。病名が持つネガティブなイメージを少しでも改善したいというのが呼称変更の主たる理由である。言うまでもなく，名前を変えるだけで精神疾患を持つ人への偏見（スティグマと呼ばれる）が解消するわけではないが，しかし，多少なりともその効果を期待して，精神医学では折々に呼称変更がなされる。代表的な呼称変更は，精神分裂病から統合失調症への呼称変更（2002年），痴呆から認知症への呼称変更（2004年）である。精神医学において偏見への取り組み（アンチ・スティグマと呼ばれる）は非常に重要である。

同じ病気に対して新旧複数の病名があることは学習者にとっては大変であるが，その背後にある事情を汲み取っていただきたい。本書では網羅的に行うことはできなかったが，要所では，新名の併記を行っている。

5 治療

診断の次は治療の話である。精神医学で治療の話といえば，薬での治療がよいのかカウンセリングでの治療がよいのか，ということを思い浮かべられるかもしれない。それは，「治療の方法」についての話である。治療については，治療法以外にも重要な観点があり，それらについて順に述べていきたい。

5-1 治療の目標

そもそも治療は何のために行うのか？

うつ病を例にこの問題を考えてみたい。うつ病が重症の場合には，精神科医はその診断や治療方針に迷うことはない。標準的な薬物療法を行い，自殺の危険性が切迫しているときには躊躇することなく入院治療を行う。患者自身が治療を拒否していても，法律に則って強制的な入院治療に踏み切ることもある（第 12 章を参照）。

しかし，軽症の場合には，何を目標にして治療を行うのか，という点で迷いが生じる。たとえば職場の人間関係のストレスから休職中の軽症のうつ病の場合，早く病気を克服し復職することを応援するのか，あるいは生計の目途が立つ限り無理はせず休職期間を十二分に活用するよう助言するのか，あるいは退職・転職・脱サラし，第二の人生に賭けることを応援するのか。

治療の目的は治療者の「思うがまま」ではない。また患者の「思うがまま」でもない。緊急性の高い状態，たとえば，自殺の危険性が切迫している場合や著しい躁状態などでは，本人が治療の必要性をまったく認めていない場合でも，精神科医は，強制的な入院ということを行う。「治療の目標」という点において，個人の主観を割り込ませず，そして躊躇なく，国内の関連法令に準拠した手続きを踏み，また国際標準のガイドラインに則った方法で専門的知識と技術を提供する。しかしながら，人生の問題との境界が曖昧な相談事に対しては，患者の価値観を第一に考え，そこは治療者個人の主観的な価値判断を慎重に割り込ませて，治療を行う。医療といえども人と人との出会いであり，個人の主観，価値観を一切割り込ませず，マニュアル通りに決まりきったことを行う，ということは不可能である。

すなわち精神医学においては，思うがままであってはならない「絶対的な目標」と，患者・医師の出会いの中から浮かび上がってくる「個別的な目標」のバランスの上で，治療目標は設定されることになる。

「治療の目標」ということで，忘れられがちであるが重要な目標をいくつか述べておきたい。心の病ということでわれわれは，当然，その個人の内面に注目が行きがちである。しかしながら，こうした個人は，多くの場合，もっと具体的で現実的な生活上の困難を抱えている。それを「治療」と呼ぶかどうかは別として，広い意味での対人援助という観点から言うと，精神科医であれ心理療法家であれ，患者・クライアントの具体的な生活状況に目を向けることは大切である。具体的なこととは，たとえば住居は確保できているのか，収入は十分なのか，といったことである。その中には本人への支援という観点に加えて，本人を支える家族への支援，という観点も含まれる。

もうひとつ，心の病に注目がいくことで忘れられがちな面は，身体の健康である。精神科疾患を持つ人はそうでない人に比べ，様々な身体の病気を持つ可能性が高い。たとえば，長期に続くうつ病があれば，運動不足になり，食生活も不健康になり，肥満，糖尿病，高血圧などの生活習慣病を惹起するかもしれない。身体疾患の治療は内科医に依頼すべきであるが，自らの患者・クライアントのそうした側面にアンテナを張ることはこれらの患者の支援をする専門家の役割の一つである。

さらにもう一つ，心にとめておきたい点は，患者・クライアントは，精神疾患によって苦しむだけでなく，精神疾患と言う病名によって苦しむ可能性があるという点である。すなわち，精神疾患に向けられた偏見によって苦しむ可能性である。だからといって，病名を患者に与えない，病気と健康の線引きをしない，という方向は誤りである。そういう方法では，患者・クライアントは，今日の社会が提供できる最も強力で最も信頼のできる「医療」という対人援助を享受することができなくなってしまうからである。このことはすでに述べたとおりである。そういう意味で，精神科医や心理療法家などの対人援助職が目指す「治療目標」の一つに，こうした偏見を社会から少しでも減らしていく努力を忘れない，ということが挙げられる。このことは直接，患者・クライアントに向けられるものではないが，われわれ専門職が，後進の教育や，一般国民への日々の発信で，一歩ずつでも進めていけることである。

5-2

治療の方法

なんのために治療をするのかが定まった上で，ここでようやく「治療の方法」の話になる。心理療法家にとって馴染みの治療法は，様々な心理療法であり，一方で，精神科医が得意とするのは薬物療法やそれ以外の特殊な治療法（電気けいれん療法など）である。このように，専門職によって得意とする（場合によってはその治療行為が認可された）治療法が異なるのである。まず，述べておきたいことは，患者・クライアントとの信頼関係の構築といったことは，専門分野にかかわらずすべての対人援助職に求められることである，ということである。その上で，専門性を持った技術として何が提供できるかという点で，職種によって得手不得手があるということになる。

では，ある患者・クライアントに対して，どの専門職が治療にあたるべきか，またどのような治療法を用いるべきか。まず，考慮すべきは，科学的知見としての治療法の優劣について知っておくことである。自らが，ある精神療法・心理療法を専門としていたとしても，ある病態・病名の患者には薬物療法が必須ということもある。たとえば，精神医学における特殊な治療法として電気けいれん療法があるが，この治療法は，そのイメージの悪さから，患者から希望されることは少ないし，治療者側にしても，精神科医単独では実施できず麻酔科医の協力がいるなど簡単なことではないので，両者から敬遠されることが多い。

しかしながら，他の治療法では効果がなく，その治療法をとればかなりの確率で効果が期待できる治療法を「なんとなくやりたくない」という理由だけで回避すること，あるいは「患者も嫌がるだろうからそういう治療法があること自体，敢えて話題にもしない」ということは，治療者としての使命から逸脱しているといえる。もっともこうした治療法は特別な施設が必要で，誰でも実施できるわけではない。そういう意味で，治療者に求められていることは，その患者にとって最も必要な治療を見極める知識と判断力，さらにはその治療が実施できる専門家に躊躇なく紹介できる，専門職種間のネットワークである。

一方で，多くの患者・クライアントでは，圧倒的にこの治療が有用である，ということが定まっていない場合も多い。先述した軽症うつ病の場合などがそれに該当する。そうした場合には，治療者は自分が得意とする，あるいは，自分の価値観にフィットする治療法を提供してもよいと筆者は考える。しかし，患者・クライアントとの自分自身の相性が合わない場合，あるいはその治療法がどうもその患者・クライアントに合わない，と感じるときには，別の治療法を提供できる治療者に紹介できる勇気も必要である。この場合にも，専門職種間のネットワークは重要になる。

5-3

治療者

「治療の目標」，「治療の方法」が定まったとして，次に考えておくべきことは「治療者」である。ここでは特に，治療者は一人であるべきか複数であるべきか，という点を論点としたい。

心理診療においては，患者とクライアントの間の私的な関係性が重要視される傾向にあるだろう。この場合，治療者が一人，そしてクライアントが一人，という一対一の関係となる。もちろん治療者は，スーパーヴァイザーに指導を仰ぐことはあるが，一人の患者を二人や三人で治療するということは一般的ではない。

一方で，医療の現場では，複数の治療者が共同で一人の患者を支援することは常識になりつつある。精神疾患を持つ患者は精神科医だけでなく，上述のように身体の病気に関しては内科医などの主治医を持つし，特に総合病院ではカルテも相互参照できるので，複数の医師が相互の治療状況を見ながら，一人の患者の治療を行っている。また，生活支援における精神保健福祉士の役割はますます大きくなってきている。さらに精神科リハビリテーションの分野では，精神科デイケアなどの場において，精神保健福祉士，臨床心理士，作業療法士，看護師，精神科医が共同で支援にあたっている。ケースカンファレンスは頻回に行われるし，患者のプライベートな部分も含め，診療録は共有されている。患者・クライアントからは「このことは先生以外の人には内緒にしてください」と言われることも多いし，そうした親密な二者関係が，治療を推進する場合も確かにある。しかし「一人の治療者」というモデルにはそうした利点があるとしても，「複数の治療者」のモデルの利点には及ばない。

薬物療法から心理療法まで高度な知識を一人の治療者ですべてマスターすることは不

可能である。もしそれらすべてを一人でやろうとすると，質の低い治療を提供してしまうことになる。目の病気は眼科医にみてもらいたいが，胃腸の病気は消化器内科医にみてもらいたいのと同じことである。そのため，若干の欠点はありながらも，医療としての精神医学では，基本的には「複数治療者」のモデルを採用しているのである。

心理学の教育システムを経て対人援助専門職に就く人にはこの点はハードルが高い。精神科医療の現場で働く他の対人援助職の多く（たとえば作業療法士や看護師）は，医学をベースにした教育・トレーニングを受けているのに対して，心理職は文系をベースにした教育システムで養成されているからである。この点については，現状の教育システムのみではいかんともしがたい部分であるので，教育システムにそういう弱点があることを認識して，実習の機会やそれ以外のチャンスを利用して，できる限り積極的に，医療関連の様々な職種の者とのコミュニケーションを深め，医療現場についてのイメージを体感する努力をしていただきたい。

「治療者」について，もうひとつ知っておくべきことは自助グループである。治療者として相応しいのは，病気を持たない専門職ではなく，同様の病気をもつ患者同士であるという発想である。自助グループが，すべての治療において専門家の治療に勝るということではない。しかし，代表的な例を挙げると，アルコール依存症の治療においては，自助グループによる治療は様々な治療の中で最も有効であることが実証されている。また，統合失調症などその他の精神疾患でも，専門家による薬物療法は必須の治療として行われているとしても，それに加え，自助グループあるいはピア・サポーター（同じ病気を持つ援助者）が，専門職のみでは提供しえない大きな力となる場合がある。

5-4 治療の場

何度も述べているように精神医学は医学の一部であるので，その治療の場の中心が病院や診療所であることには変わりはない。しかしながら，医学的必要性の乏しい長期入院の弊害が認識されるようになり，単身生活が困難な場合でも，ヘルパー，訪問看護などの支援者の支援を受けながら，できるだけ，病院を離れての生活をということを，今日の精神科医療は推進している。このことを地域移行という。こうした治療においては，先述したチーム医療が必須のものとなる。

おわりに

初めに述べたとおり，本書は，臨床心理学のトレーニングをベースとして精神医学を学ぶ人たちのために書かれた教科書である。そのため，この序章では，そのような読者にとって敢えてひっかかるところの多い書き方をしてみた。筆者の意見の多くに違和感を持たれた方も多いと思う。しかし，今後も現場では，同じ患者・クライアントに対して，異なる考え方を持つ専門職が協力して関わっていくことになる。そのようなときに，立場，考え方の違いに敢えて蓋をして仲良くやっていきましょうと言うやり方もあるかもしれない。しかし，むしろ，異なる考え方や立場を鮮明にするほうが，よいチーム医療につながるという考え方もある。この考え方は「精神医学における多元主義」と呼ばれる[3]。治療者だけでなく，患者・クライアントも，それぞれが自分自身の価値観，人生観をもち，それらはそれぞれ異なっている。人間とはそれぞれが異なる価値観，人生観を持つものである，ということを前提にして，その上で建設的な対人援助を実践していこうという考え方が，価値に基づく医療実践（values-based practice）である。

精神科医の側は，自らと立場や発想は異なるが，自分たちが持たない専門性を持ち，建設的に共同作業をしていくことができる専門職パートナーを求めている。これまでも，心理臨床の専門家は精神科医にとってのよきパートナーであったし，公認心理師の誕生によって，ますますその期待は高まっている。公認心理師制度ができるまでの過程で生じたように，近接する専門家集団の間では当然ながら利害の対立が生じ，権限に関する政治的な意味での縄張り争いが生じる。そういう残念な部分はあるとしても，両者のあるべき関係，理想の関係を追求することを，双方の職種の方には，忘れないでいただきたい。

心理臨床の専門家の側からみると，精神医学・精神科医は，医学全体に対する「窓」の立ち位置にあるといえる。精神医学だけでなく，医学全体で心理臨床の専門家への期待は大きい。緩和医療の分野では心理士の活躍がすでに目立つようになってきたが，それ以外にも，生活習慣病の予防・治療の場での定型的な心理療法の提供など，潜在的であるが重要なニーズはまだまだある。皆さんが公認心理師の資格を取得するまでに，医学の隅々まで学ぶ余裕はないだろう。そういう意味で，心理臨床の専門家を目指す皆さんにとっての精神医学の学びとは，将来，より幅広い医学領域で活躍していくための入門編であるといえるかもしれない。

もちろん，心理職を目指す人の中には医療機関でなく，学校や，産業領域，司法領域で働きたい人，開業カウンセラーを目指す人も含まれる。そうした人であっても，精神科医との共同・連携の機会は今後ますます増えてくるだろう。是非，本書が扱う程度の基本的な精神医学の知識は学んでいただきたい。

参考文献

1) 日本精神神経学会．DSM-5 精神疾患の診断・統計マニュアル．監訳・高橋三郎，大野裕．医学書院，2014.
2) 中根允文，山内俊雄監修．ICD-10 精神科診断ガイドブック．中山書店，2013.
3) Ghaemi SN. The Concepts of Psychiatry: A pluralistic Approach to the Mind and Mental Illness. Johns Hopkins University Press, Baltimore, 2003（村井俊哉訳：現代精神医学原論．みすず書房，東京，2009.）

第2章

統合失調症とその類縁疾患

I

統合失調症の概念

統合失調症の概念は100年以上前に成立したが，長い歴史の中で徐々に変化してきている。

I-1

精神病性障害

「精神病（psychosis）」とは，正常心理の延長上にはない，質的に異常な精神状態のことで，量的な異常と見なされる神経症（neurosis）や気分障害から区別される。具体的には，幻覚（実際にはない物が見えたり聞こえたりする症状），妄想（事実でないことを強く確信する症状），緊張病症状（極端に興奮したり，逆に一切反応がなくなって固まってしまう症状）の三つの症状をいう。これらの症状を主症状とする疾患群を精神病性障害といい，統合失調症はその代表である。

I-2

統合失調症スペクトラム障害

DSM-5においては，統合失調症とその類似状態を精神病症状の出現期間によって定義している[1)]。すなわち，精神病症状の出現期間が1か月以内であれば短期精神病性障害，1か月以上6か月未満であれば統合失調症様障害，6か月以上であれば統合失調症とされる。これはすなわち，統合失調症の診断が成立するまでに，短期精神病性障害と統合失調症様障害を経るということである。

これらの診断名に精神病症状を呈していない準備状態としての統合失調型（パーソナリティ）障害を加えた概念が統合失調症スペクトラム障害である。

統合失調症概念の歴史

19世紀を通じた精神病性障害の分類の試みの結果として，中枢神経感染症やアルコール症などの原因が確認できる外因性（器質性・症状性）精神病から原因不明の患者群が分離され，内因性精神病と呼ばれるようになった。クレペリン（Kraepelin E）は19世紀末に内因性精神病を経過によって分類することを提唱した[2)]。すなわち，慢性進行性に経過して，次第に知的能力が低下する群と，増悪と軽快を繰り返すが，知的能力の低下を示さない群に分け，前者を早発性痴呆，後者を躁うつ病と呼んだ。早発性痴呆（dementia praecox）という名称はモレル（Morel BA）の発案によるものだが，クレペリンはこの名称を，当時それぞれ独立に提唱されていた精神病性障害としての妄想病（パラノイア），緊張病（カタトニア）および破瓜病（ヘベフレニア）という三つの疾患をまとめたものとして使用した。疾患の経過を，脳の病的過程を反映するものとして重視したクレッペリンにとっては，これら三つの疾患概念は同じ疾患の表現型の変異にすぎなかったためである。

続いて1911年に，ブロイラー（Bleuler E）がこのクレペリンによる早発性痴呆の概念を統合失調症（schizophrenia）に作り直した[3)]。すなわち，クレペリンの概念のままでは経過を長期的に観察しなければ診断することができないため，初診時に診断を行うことができるように，心理学的・精神病理学的所見によって疾患概念を作り直したのである。ただし，これはブロイラーが本疾患を心因性疾患と考えたということではない。クレッペリンと同じくブロイラーにとっても，この疾患の本質はいまだ知られていない脳の病的過程にあった。そしてブロイラーは，本疾患において外見的に目立つ幻覚・妄想は反応性に出現する二次的症状に過ぎず，本質的病理は脳の病的過程の結果としての連合弛緩（連想の障害）すなわち思考障害にあるとした。

その後，精神病理学的研究の進展によって，ドイツ語圏やその影響を受けていたわが国では，本疾患の本質的病理が「自我障害」（自我機能の障害）にあると考えられるようになった。本疾患が慢性進行性の経過をとり，人格の変化を呈することも，自我障害との関係から理解された。しかし，英米圏ではこの説は受け入れられず，思考障害が重視され続けた。

米国のDSMの影響が強まった1980年代以降は，病因論はあまり論じられなくなり，操作的に診断されるようになってきている。すなわち，幻覚・妄想・緊張病症状という精神病症状が存在し，社会的・職業的機能が障害される疾患とされている。

なお，本疾患はわが国ではかつては「精神分裂病」と呼ばれていたが，日本精神神経学会の決定により，「統合失調症」と呼び換えられている。

2

症状，状態像，疾患

統合失調症の主な症状は幻覚と妄想だとされているが，いずれも他の疾患におけるものとは異なる特徴がある。また，これらの症状は本質的ではない副次症状だという理論もある。

2-1

幻覚

統合失調症における幻覚の種類は，圧倒的に人の声の幻聴（幻声）が多く，次に多いのが体感幻覚（幻触）である。いずれも単に聞こえるとか感じるとかというものではなく，無視することができないような質と強度を持つ体験であることが多い。具体的には，幻聴の場合，自分についての悪い評判を語り合う複数の声や，自分の一挙手一投足についていちいちケチをつけてくる声が聞こえる。体感幻覚の場合は，毎晩寝ようとすると全身にビリビリと電気が流れるような違和感が起こったり，体中を触られている感じがしたりして，なかなか寝付くことができない，などである。治療によってそれらの幻覚の強度は低下するが，慢性期においても，生活の支障にならない程度の幻覚が残存していることが多い。

2-2

妄想

妄想は他の疾患にも見られるが，統合失調症における妄想には他の疾患には見られない独特の奇妙さがあり，「奇異（bizarre）」と表現される。発症初期から頻繁に認められるのは，どこにいても誰かから監視されているという注察妄想であり，これは幻聴と関係付けられている場合が多い。疾患が進行すると，「諜報機関に監視されている」とか「宇宙人に観察されている」とか「幽霊が自分に惚れて，毎晩会いに来ている」など，突飛な内容の妄想がしばしば出現するが，これらの妄想は幻聴や体感幻覚を解釈することによって成立したものと考えられる場合が多い。

2-3

思考障害

思考障害は思考内容の障害，思考過程の障害，思考体験の障害の三つに分けられる。

思考内容の障害は妄想に代表される。

思考過程の障害には躁病における観念奔逸なども含まれるが，統合失調症においては突然思考が止まる思考途絶や思考の筋道が乱れる思路障害（支離滅裂）が現れる。現代の認知心理学的研究においても，「過包含」（関係の薄い物事まで多量に思考に含んでしまう傾向）や「結論への飛びつき（jumping to conclusion）」が指摘されている。

思考体験の障害には強迫性障害における強迫思考なども含まれるが，統合失調症においては，他の疾患には見られない種々の異常な体験様式がある。具体的には，自分以外の意思によって動かされていると感じる作為体験，自分の頭に他人の思考が入ってきたと感じる思考吹入，自分の頭から自分の考えが抜き取られたと感じる思考奪取，自分の頭から思考内容が外部に撒き散らされていると感じる思考伝播などがある。

2-4

人格水準の低下

進行性疾患としての統合失調症は独特の人格の変化を現す。この人格変化が存在するかどうかが妄想性障害との鑑別点になる。具体的には，次第に感情が鈍く，意欲がなく，思考が貧しくなってゆく。極端な場合は，いつでも，何を訊いても同じことしか言わなくなり，ほとんど人格が感じられなくなることから，「人格の荒廃」と表現される。あるいは，子供返りしたように，幼稚で不真面目な態度や行動をとるようになることから，「人格水準（ニボー niveau）の低下」と表現される。

2-5

疎通の悪さ

「疎通」とは，他者との感情的交流（ラポール）を可能にする能力のことで，統合失調症患者においてはこれが早くから障害される。この症状は，高齢者の認知症（老人性痴呆）においては認知機能の脱落がかなり進んでも保たれていることと対照的であるため，統合失調症における人格変化の標識と見なされている。「プレコックス感」（リュムケ）は，患者におけるこの能力の障害を周囲の人が感じるもの。

2-6

病識の欠如

「病識」とは，自分が病気であるという自覚のことで，「病識の欠如」とは，その自覚がないということ。統合失調症患者の多くにおいては，これがないために，強制的（非自発的）な治療が必要になる。病識の欠如は，特定の知的機能の低下ではなく，人格全体が変化した結果，自分の状態を異常と捉えなくなっているものと理解されてきた。しかし近年では，自己の状態についての認知（メタ認知）の障害と捉えられ，回復可能な症状と考えられて，認知療法や心理教育の対象とされるようになってきている。

2-7

統合失調症症状についての理論

統合失調症は極めて多彩な症状を呈し，またその多くはかなり特異的な症状群である。それら多彩な症状をどのように分類し，どの症状が本質的でどの症状が副次的なものであると考えるかについては，さまざまな理論がある。

まずブロイラーは，本疾患において目立つ幻覚・妄想は反応性に出現する二次的症状＝「副次症状」に過ぎず，病因と直接結びつく「基礎症状」は連合弛緩（思考障害）であるとしたが，それ以外にも感情の平板化，両価性（アンビバレンツ）および自閉を重視した[3)]。これら四つの症状は，ドイツ語の頭文字がすべてAなので，「ブロイラーの4A」と呼ばれている。

シュナイダー（Schneider K）は臨床的観点から，統合失調症を他の精神疾患から区別するのに有用な特異的症状としての「一級症状」を提唱した[4)]。具体的には次の8種類の症状である。

1. 考想化声	自分の考えが声になって聴こえる。
2. 対話性幻聴	複数の声が会話しているような幻聴。
3. 批評性幻聴	自分の行為にいちいち口出ししてくる声の幻聴。
3. 身体的被影響体験	何者かによって身体に何か悪戯をされているような感じ。
5. 思考奪取	思考が突然何者かに抜き取られてなくなってしまうような感じ。
6. 考想伝播	自分の考えが周囲に筒抜けになり，知れ渡っているように感じる。
7. 作為体験	身体や思考が何者かに操られているような感じ。
8. 妄想知覚	見るもの聞くものが自分にとって特別な意味を持っているように感じられる。

これら一級症状の多くは自我機能の障害として理解することができる。たとえば，考想伝播は考想（思考内容）の自己所属性の障害と捉えられ，作為体験は自我の能動性の障害

と捉えられる。また，これらの症状は意識障害に伴って一過性に出現するものではなく，持続的に存在する。このような一級症状の特徴から，本疾患の精神病理学的本質を自我障害だとする考えが説得力を持った。

近年では，一級症状は解離性障害にも見られるとするなど，本疾患への特異性について懐疑的な意見も少なくないが，それでもやはりこれらの症状が複数見られた場合には，精神科に紹介すべきである。

陽性症状	幻覚，妄想，緊張病症状
陰性症状	感情の平板化，意欲の低下

1980 年代以降，クロウ（Crow TJ）による陽性症状・陰性症状の二分法が影響力を持つようになった。陽性症状とは正常機能には含まれない異常な現象が付け加わる症状で，具体的には幻覚，妄想，緊張病症状を指す。一方，陰性症状とは，正常機能の欠落として捉えられる症状で，具体的には感情の平板化，意欲の低下を指す。この二分法は単純だが，抗精神病薬の効果や脳画像所見に対応しており，生物学的研究には有用である。

3
亜型

統合失調症の概念は，それぞれ独立に提唱されていた精神病性障害としての妄想病（パラノイア），緊張病（カタトニア）および破瓜病（ヘベフレニア）をクレッペリンが早発

症例 1

20 歳代女性。中学校に入学した頃から元気がなくなり，学校に行きたがらず，不登校になった。家族が「学校でいじめなど嫌なことがあるのか」と尋ねても，「別に」などと答えるだけで，はっきりしなかった。同級生や担任教師が会いに来ても会いたがらず，家族と一緒に食事をするのも嫌がって，カーテンも開けない自室にこもりきりとなった。さらに，壁に向かってブツブツ呟いたり，一人でクスクス笑ったりなどの異常な行動が見られるようになったため，家族がむりやり連れ出して精神科を受診させた。医師の質問に答えて，「芸能人が自分に向かってメッセージを送ってくる」などと答え，家族を驚かせた。家族の説得によって入院し，6 か月後に退院した時には，表情が明るくなり，意味不明な発言もなくなっていた。しかし，その後も学校は休みがちで，通信制高校を卒業した後は，就職せず，デイケアに通っている。

性痴呆としてまとめたことから始まっている。したがって，個々の症例においては，これら三つの疾患概念のいずれかの特徴が強く現れている場合がある。そこで，臨床的な便宜上，三つの亜型（サブタイプ）に分ける。

3-1

破瓜型（解体型）

第 1 の亜型は破瓜型または解体型である。これは，クレペリンの早発性痴呆の概念に最もよく妥当する，予後の悪いタイプである。

症状は陰性症状が主体で，幻覚・妄想などの陽性症状は目立たない。思春期（破瓜期）に発症することが多く，全般的な意欲が低下して，引きこもりがちになり，不登校になる。症状が地味で目立たないため，受診も診断も遅れがちであるが，よく聞いてみると，「一日中誰かが話しかけてくる声が聞こえて，それと会話している」とか，「なんとなく周りから見られていて，狙われているような怖さを感じるので外に出られない」などと述べる。普通の不登校と見なされたり，うつ病と誤診されたりしているうちに，感情の平板化・人格水準の低下が進行し，ようやく正しく診断されるという場合も多い。抗精神病薬による治療によって幻覚・妄想症状が消失し，活動性や社会性がある程度回復するが，病前のレベルにまでは回復しにくい。

3-2

緊張型

第 2 の亜型は緊張型である。これは，緊張病症状の出現を特徴とするタイプである。

緊張病症状とは，激しい精神運動興奮（緊張病性興奮）と意思の発動がなくなって

症例 2

30 歳代男性。18 歳時，大学に入学して一人暮らしを始めたが，秋頃から授業に出なくなり，連絡が取れなくなったため，下宿を訪れた家族に全身を硬くして倒れているところを発見された。救急病院で脳障害を否定され，精神科に紹介されて即日入院となった。入院後，電気けいれん療法と薬物療法により，数日で昏迷は解け，意思疎通が取れるようになった。3 か月で退院し，自宅療養に移ったが，以前とは人が変わったようになって，集中力がなく，イライラしやすく，またときおり気分が高揚して大声で歌ったりしていた。その後は外来通院とデイケアでのリハビリテーションを続け，次第に父親の仕事を手伝えるようになってきた。しかし，現在でも，少し無理をすると頭が混乱するという症状があり，人並みには働けていない。

全身が硬直する昏迷（緊張病性昏迷）が交代性に出現するものである。これらの症状は一日の内に交代することもある。緊張病性興奮においては，意味不明な動作が反復されたり（常同症），全裸で踊るなど極端に社会規範に反した行動が出現したりし，「著しく解体した行動」と表現される。一方で，正常に会話している途中で突然反応がなくなって動作が止まったり（途絶），相手に言われた通りに体が動いたり（命令自動），四肢の肢位が他人に動かされた通りに固定されたり（カタレプシー）する。緊張病性昏迷には症状の軽重があり，最も重い場合はまったく疎通が取れなくなるが，軽い場合には反応や動きがやや鈍くなるだけで，「亜昏迷」と呼ばれる。いずれにしても，反応がなくなっている間に周りから言われたことやされたことの記憶は残っているため，意識障害ではなく，意思発動の障害だと考えられる。

また，緊張病性昏迷は，抗精神病薬によって誘発される致死的な病態である悪性症候群に近い病態であると考えられ，悪性症候群に移行するリスクが高い状態であると考えられるため，抗精神病薬の投与は控え，ベンゾジアゼピン系薬剤による弛緩および電気けいれん療法を優先する。発症年齢は破瓜型と妄想型の中間で，20 歳代から 30 歳代に多い。予後については，緊張病症状自体は年齢とともに出現しにくくなるが，多少とも人格水準の低下を呈してくる場合が多い。

3-3

妄想型

第 3 の亜型は妄想型である。これは，幻覚・妄想が華々しく前面に現れるタイプである。

発症年齢は比較的遅く，中年期に入ってからの場合も多い。予後は他の亜型と比べて良いとされる。最も良い場合，生涯にただ一回の急性エピソードだけで経過し，その前

症例 3

40 歳代男性。製薬企業に勤務し，開発部門に配属されている。一人で大学病院を受診し，「頭の中に受信機が埋め込まれていると思うので，調べてほしい」と訴えた。指示されて精神科を受診し，自分の異常な体験を語った。本人によると，自分の頭に浮かんだアイデアが即座にインターネット上に流れるので，何らかの機械が自分の頭の中に仕掛けられていて，そこからアイデアが盗まれているのだという。また，このようなことが起こるのは，自分が会社の上層部から幹部候補として注目されていて，監視対象になっているからだという。その後，妻の説得によって 2 か月間の入院治療を行い，抗精神病薬の服薬によって妄想的な訴えは消失した。退院後は段階的に職場復帰した。しかし病識は十分に形成されておらず，現在でも，自分の異常な体験が病気の症状によるものだったということを認めたがらない。

後の社会適応に問題がない。しかし，多くの例では，何回かの急性エピソードとそれに伴う入院治療を経験する。さらに，実際には極めて難治な例も少なくない。そのような例では，多量の抗精神病薬を服用しても幻覚・妄想が抑制されず，しきりに通院先に電話を掛けて妄想的な内容を訴えたり，周囲の人たちに迷惑行為をしたりする。また，妄想を持ちながらもそれなりに社会適応している例もあるが，人格水準の低下が認められない場合は，統合失調症ではなく妄想性障害（パラノイア）と診断される。

3-4
その他の亜型

ICD-10では，以上の三亜型以外にも以下の四つの亜型が挙げられている。

第4の亜型は，単純型または寡症状型である。これは，幻覚・妄想・緊張病症状のいずれも顕著に出現せず，ただ陰性症状のみが出現して進行するタイプである。ただし破瓜型との鑑別は困難で，実際にはあまり使われていない診断名である。

第5の亜型は，型分類困難な統合失調症である。妄想型・緊張型・破瓜型のうちの複数の型の要素が存在し，一つの型に分類することが困難な例であるが，統計的にはこの診断名が付けられる例が最も多い。

第6の亜型は，残遺型である。これは，急性期を過ぎ，陽性症状は目立たなくなっているが，陰性症状が持続的に存在する状態である。作業療法などの精神科リハビリテーションの対象になるのはこの状態にある患者である。

第7の亜型は，統合失調症後抑うつである。これは，急性期の直後に出現することがある抑うつ状態で，「精神病後抑うつ」とも呼ばれる。急性期の治療が奏功し，陽性症状が消失したことによって周囲からは回復したように見えるが，元気がなくなり，主観的には虚無感が強くなり，抑うつ的となる。希死念慮も出現しやすく，自殺のリスクの高い状態である。通常は数か月間で回復する。

なお，DSM-5およびICD-11においては亜型分類が廃止されている[1]。

4
病前性格

かつて，統合失調症を発症しやすい性格類型すなわち病前性格が存在すると考えられ，クレッチマー（Kretschmer E）が提案した「分裂気質」，「分裂病質（シゾイド）」という概念がよく使われた[5]。分裂気質とは，非社交的で感情的に冷たく，一人で学問や芸術に打ち込むようなタイプで，躁うつ病（双極性障害）の病前性格としての循環気質と対照的な性格類型だとされた。

ところが，分裂気質／シゾイドと診断された集団の追跡研究によって，これらの特徴を持った人たちが特に統合失調症を発症しやすいわけではないことが分かった。そこで，実際に統合失調症の素因と関係しているパーソナリティ特性として，統合失調症患者の血縁者の性格特徴を調査することによって作り上げられた概念が「分裂病型（スキゾタイパル）パーソナリティ障害」，すなわち現在の統合失調型障害である。

また近年では，かつてシゾイドと見なされた症例が，本当は自閉スペクトラム症（アスペルガー症候群）だったのではないかという議論が多くなされている。

実際には，特に目立った性格特徴のない人が本疾患を発症することも少なくないが，病前性格に特徴がある人は，予後が悪い傾向がある。

5
疫学

近年の疫学データによれば，本疾患の年間発症率は人口10万人あたり15例，時点有病率は人口1,000人あたり4.5例，発症の生涯リスクは0.7%である。発症率には性差があり，男性で有意に高く，女性の1.4倍である。また，都市部住民と移民において発症率が有意に高い[6]。

近年になって本疾患の発症率が低下してきたという意見があるが，それを裏付ける確かなデータはない。ただし，重症の症例は減ってきており，治療法の進歩を反映しているものと考えられている。

本疾患は遺伝性が高く，遺伝的因子の寄与はおよそ80%である。患者の親族における発症率は，遺伝的素因が同一である一卵性双生児においては40～50%，遺伝的素因の半分を共有する一卵性双生児・同胞・親においては10～15%である。なお，統合失調症の親に育てられても，素因を持っていない子どもの発症率は変わらないので，家庭内文化による影響は無視できる。

他に，母親の妊娠中の産科的合併症や感染症への罹患，父親が高齢であること，本人の精神作用物質使用なども発症率を高めるとされているが，いずれの影響もあまり明確ではない。

6

生物学的指標

統合失調症について，確実に診断できるような生物学的指標（バイオマーカー）として確立されたものは現在も存在しない。

統合失調症はドーパミンが過剰になっているとよく言われるが，血中・髄液中ドーパミン代謝産物は必ずしも高値を示さない。

脳波にもルーチン検査では特徴的な所見はない。新奇刺激に対する脳波上の反応（事象関連電位）であるP300の潜時が長く，振幅が低い傾向があるが，病期によって変化する。脳形態画像においても，臨床的に有用な特異的所見はない。統計的には，生来性の脳器質的異常（透明中隔嚢胞，くも膜嚢胞など）を持つ例が多く，また脳器質的異常を持たない例については，左上側頭回・左海馬が小さい傾向があるが，いずれも臨床診断に使えるほど特異的ではない。

脳機能画像においては，慢性期には前頭葉の血流低下・代謝低下が認められることが多いが，急性期には特異的な所見はない。

7

治療

7-1

心理療法（精神療法）

本疾患の治療法としては，心理療法（精神療法）は一般に無効とされている。特に精神分析のような洞察を用いる心理療法は，症状を増悪させるため禁忌とされる。逆に，心因性疾患と考えられて臨床心理士が治療していたクライアントが，夢分析などを行うことによって急激に妄想的になってきた場合などは，本疾患を疑って精神科に紹介すべきである。

ただし，患者が急性状態を過ぎて慢性期に入っている場合は，心理的対処も一定の効果を持つ。精神科医が患者に通院と服薬を続けさせるために患者と良好な関係を保ち，励まし続けるような対応を「支持的精神療法」と呼んでいる。また，臨床心理士などが患者に心理教育を行うことによって，病識を保ち，抗精神病薬の規則的服薬を継続させ，急性状態の再燃を避ける効果が期待できる。

7-2

薬物療法

本疾患の治療法は，抗精神病薬による薬物療法が主体である。薬物の投与法は経口服薬が基本だが，場合によって筋肉注射も行う。具体的には，病識がなく，興奮が激しい場合に筋肉注射を行い，病識が不安定で経口服薬が継続できない場合は持効性（効果が長期間続く）薬剤の筋肉注射を行う。

抗精神病薬の薬理作用はドーパミン遮断（拮抗）作用が基本であり，幻覚を抑制する効果は極めて高い。しかし，ドーパミン遮断作用によって副作用としての錐体外路症状（後述）が出現するため，近年では，セロトニンなど他の神経伝達物質にも作用する薬剤が広く使用されている。古典的なドーパミン拮抗薬としてハロペリドールがあり，近年よく使用されているセロトニン・ドーパミン拮抗薬としてリスペリドン，また多受容体作用抗精神病薬としてオランザピンなどがある。ただし，抗精神病薬は陽性症状にしか有効でなく，陰性症状には無効であるだけでなく，増悪させる場合が多い。

7-3

抗精神病薬の副作用

抗精神病薬の効果はドーパミン遮断作用によるが，その同じ作用がさまざまな副作用を引き起こす。中でも錐体外路症状と総称される一連の運動症状が生活の支障となる。急性に発症する錐体外路症状としては，アカシジア（静座不能：両下肢がむずむずしてじっと座っていられない），四肢の粗大な震え，急性ジストニア（首が硬直して下を向けない，両眼球が上転する，舌が硬くなって突出する），嚥下障害（食べ物が飲み込みにくくなる）がある。これらの症状はパーキンソン病と共通するもの（パーキンソン症候群）であり，ビペリデンなどの抗パーキンソン病薬の投与によって軽快する。

一方，抗精神病薬を長期間多量に投与された患者には遅発性ジスキネジアが出現することがある。これは，四肢や頸部がくねくねと動いたり，顔を歪めたり，舌を鳴らすなど，さまざまな不随意運動の症状である。この症状はドーパミン感受性の反応性増大によるものと考えられ，いったん発症してしまうと極めて治りにくい。

錐体外路症状以外の副作用としては眠気と意欲の低下がある。また女性においては，月経不順と乳汁分泌を引き起こす高プロラクチン血症がある。

7-4

電気けいれん療法（通電療法）

薬物に対する過敏性がある患者や，緊張病症状が強い場合には電気けいれん療法の適応になる。一般に幻覚・妄想には無効だが，緊張病性興奮および昏迷にはかなり有効である。副作用として一時的なもうろう状態があるが，薬物療法と比べて危険が大きいわけではない。近年では，全身麻酔下で筋弛緩薬を投与して頭部に通電する修正型電気けいれん療法（mECT）が主流となっている。

7-5

社会療法（精神科リハビリテーション）

幻覚・妄想が激しく出現する急性期は病識を欠くことが多いため，強制入院（医療保護入院）による非自発的治療が必要である場合が多い。適切な薬物治療が行われれば，急性期は2～3週間で終息する。

急性期を脱した直後は，多かれ少なかれ生活能力が低下している場合が多いので，適当な期間の静養が必要である。また，この時期には，気分が落ち込み，抑うつ的となって希死念慮が出現することがある（精神病後抑うつ）ので，注意が必要である。

家族に本疾患への理解がなく，患者に対して感情的な対応をすると，急性状態が再燃する可能性が高まることが知られている。したがって，患者がゆっくり休養できるような環境調整が重要である。

陽性症状が落ち着いて慢性期に入ると，陰性症状が問題になる。意欲が低下して何もやりたいと思えず，また感情が平板化し，何も楽しく感じられなくなっていることが多い。さらに，なんとなく人目が気になってピリピリするとか，根気が続かないという訴えも多い。これらの症状には抗精神病薬の効果がなく，むしろ増悪させるので，抗精神病薬の処方は最小限として，デイケアでの作業療法などの社会療法によるリハビリテーションを長期的に行う。

8

予後

元来予後の悪い進行性疾患として定義された疾患ではあるが，治療法の進歩により，重症化する例が減ってきている。近年の研究によると，急性精神病状態のために治療を受けた患者の 15 年後の調査では，約 3 分の 2 の患者が 2 回以上の精神病エピソードを経験していたが，約半数では精神病症状が寛解しており，約 3 分の 1 では常勤雇用されていたという[7)]。

治療法としては，薬物療法を行わずに心理社会的療法を単独で行っても効果はないが，薬物療法と心理社会的療法を並行して行うと，薬物療法のみよりも効果が高くなることが知られている。

本疾患の自殺率は健常者の 10 倍以上と高いため，うつ病と同様に自殺に対する注意が必要である。

9 統合失調症の類縁疾患

統合失調症に類縁のものと考えられているいくつかの疾患概念について以下に述べる。

9-1 統合失調型障害

統合失調症患者の発病前，あるいは血縁者に見られる障害であり，歴史的にパーソナリティ障害の一型（統合失調型パーソナリティ障害）とされてきたが，DSM-5 では統合失調症スペクトラム障害に含められ[1)]，陽性症状をまだ発症していない準備状態と見なされている。風変わりな行動，疎通の悪さ，不適切な感情，奇妙な信念などを特徴とする。有病率は 3％程度とされている。

9-2 妄想性障害（パラノイア）

持続的な妄想を持つが，人格水準の低下がないことによって統合失調症から区別される。かなり非現実的な妄想を持っていながらも社会適応は良い場合が多い。その一方で病識はないため，自発的に受診することは少ない。

精神科を受診するのは，患者が心気妄想（実際は病気ではないのに病気だと思い込む妄想）を持って他科を受診し，他科の医師が精神疾患を疑って精神科に紹介したという場合が比較的多い。また，被害妄想を持って近隣住民に嫌がらせ行為を行い，相手に訴えられたり，恋愛妄想（相手に愛されていると思い込む妄想）を持ってストーカー行為を行い，相手に通報されたりして，司法事例化することも多い。

妄想の内容は統合失調症の妄想に比べると現実的で，極端に奇異ではない。また，統合失調症患者が自分の妄想について，他人に信じさせるための証拠を集めることに興味を持たないのに対して，妄想性障害患者は自分の妄想についての具体的証拠を探し求める傾向が強い。

なお，妄想性障害は統合失調症よりも気分障害（うつ病）に関係が強いものとする説もある。

9-3

二人組精神病（感応性妄想性障害，共有精神病性障害）

一人が発症した妄想にもう一人が感応し，同じ内容の妄想を共有するものを言う。感応した方の人（感応者）を最初に発症した人（発端者）から引き離すと妄想が消失することから，心因性の妄想性障害と見なされる。発端者と感応者は多くの場合に近親者（母と娘など）であり，その場合は遺伝素因を共有していると考えられる。

9-4

統合失調感情障害

1933年にカサニン（Kasanin JS）が提唱した疾患概念で，DSM-Ⅲに採用された。

幻覚・妄想の精神病症状と躁・うつの気分症状が，それぞれ独立にも同時にも出現する疾患である。DSM-5にも掲載されている診断名であるが，双極性障害で精神病症状を伴うものとの区別が難しい。

9-5

非定型精神病

京都大学（のち大阪医科大学）の満田久敏が提唱した疾患概念[8)]。

急性精神病状態エピソードを反復するが，病間期の社会適応が良く，人格水準の低下が目立たない点で統合失調症から区別される疾患である。急性期の症状は夢幻状態などの意識障害を特徴とし，神秘的色彩を持つことも多い。

統合失調症と気分障害の両方の遺伝負因を持ち，女性に多く発症する。病前性格は統合失調症の病前性格とされる分裂気質ではなく，子どもっぽい無邪気な性格のことが多い。

ICD-10, -11 による診断では急性一過性精神病性障害または統合失調感情障害，DSM-5 による診断では短期精神病性障害，統合失調感情障害または「双極性障害：精神病症状を伴うもの」に当たる。

9-6

産褥精神病

産褥期（出産直後）の女性が発症する急性精神病である。症状は非定型精神病と同様で，意識障害・夢幻状態を伴うことが多い。短い錯乱エピソードで終わることが多いが，稀に緊張病状態を呈することもある。

発症は一生に 1 回きりという例が多いが，出産するたびに同様のエピソードを繰り返す例もある。

9-7

若年周期精神病

北海道大学の山下格が提唱した疾患概念[9)]。

若年女性に特有の月経周期に関係する精神病性障害である。月経発来前から発来中の時期に急性精神病状態となり，数日間で回復することを繰り返す。急性精神病状態においては，昏迷，興奮，幻覚，妄想，不安など多彩な症状を示す。

女性ホルモン剤の投与によって症状が抑えられる場合がある。成熟に伴って月経が安定してくると症状が次第に軽減し，長期予後は良いとされている。

9-8

遅発緊張病

1910 年にゾンマー（Sommer M）が提唱した疾患概念で，慶應義塾大学の古茶大樹によって再評価された[10)]。

中年期以降に発症し，女性に多い精神病性障害である。30 歳代くらいからうつ病エピソードが出現し始め，50 歳代以降になって緊張病症状が出現する。緊張病症状に対して薬物療法は効果が薄く，電気けいれん療法はある程度有効だが，繰り返し施行しているうちに肺炎などの身体疾患を併発して死に至る場合が多い。

9-9

初期統合失調症

東京大学の中安信夫が提唱した疾患概念[11]。

統合失調症の顕在発症以前の段階を輪郭づけた症候群である。中安は，統合失調症の基礎障害を，意識下・自動的認知機構におけるフィルター機能の障害による現実の状況の意味についての認知の誤りとしての「状況意味失認」とし，そこから直接起こってくる「自生体験・自生思考」，「気づき亢進」および「緊迫困惑気分」を基本症状としてこの症候群を特徴づけた。この症候群を示している状態の段階から薬物療法を開始すれば，急性発症を免れることができるとされる。

なお，オーストラリアのユン（Yung AR）らによって提唱されたARMS（at risk mental state: 発症危機精神状態）も顕在発症以前の精神病性障害を早期に診断するための概念であるが，ARMSは閾値下の精神病症状を検知することによって診断されるのに対し，初期統合失調症は基本症状という精神病症状以前の症状に基づいて診断されるところが異なる。

参考文献

1) 日本精神神経学会(監修)．DSM-5 精神疾患の診断・統計マニュアル．医学書院，2014.
2) クレペリン(著)，西丸四方他(訳)．精神分裂病．みすず書房，1985.
3) ブロイラー(著)，飯田真他(訳)．早発性痴呆または精神分裂病群．医学書院，1974.
4) シュナイダー(著)，針間博彦(訳)．新版 臨床精神病理学，文光堂，2007.
5) クレッチメル(著)，相場均(訳)．体格と性格—体質の問題および気質の学説によせる研究．文光堂，1960.
6) 安藤俊太郎．疫学．In: 日本統合失調症学会(監修)．統合失調症．pp115-127，医学書院，2013.
7) 伊藤順一郎，吉田光爾．経過と予後．In: 日本統合失調症学会(監修)．統合失調症．pp128-142，医学書院，2013.
8) 林拓二．非定型精神病—内因性の分類と診断を考える．新興医学出版社，2008.
9) 山下格．若年周期精神病．金剛出版，1989.
10) 古茶大樹．遅発緊張病について—自験例に基づく症状，経過，下位群，治療の臨床精神病理学的検討．精神経誌，1998; 100: 24-50.
11) 中安信夫．初期分裂病．金剛出版，1990.

第3章

気分（感情）障害

I

概念

気分（感情）障害とは，気分あるいは感情の変化・異常を主症状・基本障害とする精神疾患の総称である。以前は，感情障害と呼ばれていたが，反応性で一時的な情動を意味する「感情（affect）」の異常よりも，持続的で内面的な情動をあらわす「気分（mood）」の異常として，気分障害とも呼ばれる。

抑うつ状態（抑うつエピソード・うつ病相）あるいは躁状態（躁病エピソード・躁病相）と気分症状の目立たない寛解期（中間期）からなるが，その経過で抑うつ状態だけを示すものは単極性うつ病（抑うつ障害），抑うつ状態に加えて躁状態を繰り返すもの（双極I型障害）または軽躁状態を繰り返すもの（双極II型障害）を双極性障害と呼ぶ。なお，躁状態だけを繰り返す単極性躁病は比較的まれで，分類上は双極性障害とされる。気分障害における気分の異常は，意欲・行動面，思考面にも及び，加えて抑うつ状態では，身体の不調を伴う。

19世紀にクレペリン（Kraepelin E）が早発痴呆と対比させつつ，躁うつ病（循環病）の概念を確立したが，1950～60年代以降，うつ病と双極性障害に代表される気分（感情）障害の下位分類が定着した。一方，2013年のDSM-5では，うつ病と双極性障害を気分（感情）障害の下位分類から独立させた。

2 疫学

2-1 うつ病

欧米における疫学調査から，生涯有病率は約15%とされているが，わが国では約6%で，一般にアジアでは欧米より低い傾向にある。発症は全年齢にわたるが，女性は男性に比べて生涯有病率が約2倍である。半数以上が再発し，完全寛解に至るのは約3分の2とされる。

2-2 双極性障害

世界的にみると双極性障害の生涯有病率は約1%であるが，わが国における疫学調査によると0.4%と低い傾向にある。男女差は目立たないが，うつ病に比べると若年発症が多い。再発率は90%以上と極めて高く，5～15%が急速交代型（ラピッド・サイクラー）に移行する。

3 病因

気分（感情）障害の病因は明らかではないが，遺伝学的，神経科学的，心理学的および社会学的要因の関与の度合いが個々のケースで異なることにもよる。

3-1 遺伝学的要因

一般に，うつ病に比べて双極性障害では遺伝的要因の関与が高い。

3-2

神経科学的要因

抗うつ薬が，主に再取り込み阻害作用によりセロトニンないしはノルアドレナリンの神経伝達を強化することから，うつ病ではモノアミン（主に，セロトニンとノルアドレナリン）神経伝達の機能失調が関与するとされてきた（モノアミン仮説）。その他，ストレスホルモンであるコルチゾールの制御系である視床下部－下垂体－副腎皮質系の機能異常も見出されている。また，近年の神経画像学的研究からは，扁桃体の過活動と前頭前野の機能低下が重視されている。

一方，双極性障害では，治療薬である気分安定薬の作用点が細胞内情報伝達系にあることは見出されているものの，病態との関係は明らかではない。

3-3

心理学的研究

病前性格は，ドイツとわが国を中心に長年論じられてきたもので，躁うつ病における循環気質（クレッチマー Kretschmer E）や執着気質（下田光造），うつ病におけるメランコリー親和型（テレンバッハ Tellenbach H）などが，その代表例である。一方，欧米では特定の性格特性とうつ病発症との関係が強調されることはあまりなく，わが国においても，うつ病の多様化とともにその関連について強調されることは少なくなっているが，発病状況を理解する上で未だに重要な視点である。

コラム 1　現代型のうつ病

診断基準の普及を背景したうつ病概念の拡がりとともに，うつ病はストレスによって誰もが罹りうる病気と強調される時代となった。うつ病の社会的認知度も高まり，受療の若年齢化をもたらした。若年層にみられるうつ病は，社会性を獲得する過程の病理として従来の病前性格論が通用しにくい多彩な病像を呈することが多い。現代型のうつ病の特徴として，1）几帳面，真面目，他者配慮といった性格とは言えない，2）誘因としてストレス状況があり，そこに向き合えず回避しているようにみえることが多い，3）周囲からの評価・批判に敏感で，被害者意識や敵意を抱きやすい，4）治療には拒否的でないが，内省に乏しいなど，である。精神疾患の病像が時代とともに変わりゆく好例ではあるが，多様な病態を含むと考えられ，うつ病のサブタイプとして広く受け入れられているわけではない。対応の原則として，医療への依存を回避しつつ，支援や治療を粘り強く行う姿勢が求められる。

4
症状

4-1

抑うつ状態（抑うつエピソード・うつ病相）

抑うつ状態の中心となる症状は，抑うつ気分，興味や喜びの喪失，意欲・気力の低下（抑制症状）である。朝にもっとも悪く夕方には多少とも軽快するという，日内変動がみられることも少なくない。抑うつエピソードの診断には，以下に挙げる症状が少なくとも2週間続き，日常生活，社会生活に支障をきたすことが必要とされる。

1．気分・感情の障害

・抑うつ気分：気が滅入る，気分が落ち込む，憂うつ，悲しい，さびしい，くよくよ考え込むなど。
・興味・関心や喜びの喪失（アンヘドニア）：何をみても興味・関心がわかない，趣味や好きなことが楽しめないなど。

2．意欲・行動の障害

・意欲・気力の低下：やる気が出ない，気力が湧かない，億劫で何をする気にもなれない，時間があれば横になっていたい，人と会いたくないなど。

3．思考の障害

・思考の停滞，判断力・決断力の低下，集中力低下，将来に対する希望のない悲観的な見方，自己評価と自信の低下，無価値感・自責感・罪責感：頭が働かず考えがまとまらない，呆けてしまった，自分は役立たずで生きる価値のない人間だ，もう以前の自分には戻れない，取り返しのつかないことをした，悪いのは全て自分だ，周りに迷惑ばかりかけているなど。重症では，「とんでもない罪を犯した」「決して治らない身体の病気にかかった」「経済的に破綻して治療に払うお金もない」など，ありもしないことを信じ込む症状（妄想）や，こうした内容と関連した幻聴を伴うこともある。罪業妄想，貧困妄想，心気妄想をうつ病の三大妄想という。こうした場合，「精神病症状を伴ううつ病」（妄想性うつ病）と呼ぶ。

4. その他の精神症状

強い不安や焦燥（立ったり，座ったり，身の置きどころがなく落着かない）は，初老期・老年期うつ病でよくみられ，希死念慮を伴うことが多い。自殺企図は，抑うつ状態の極期よりも回復期や病識に乏しい病初期に多い傾向にある。消えてしまいたい，死んだほうが楽だ，死ぬ方法を考えたことがあるかなどについて，確認する必要がある。

身体症状

・睡眠障害：不眠（特に，熟眠障害，早朝覚醒）は，もっとも発現頻度が高く重要な身体症状である。

・食欲や体重の変化：食欲の低下がみられ，体重の減少を伴うことが多い。
時に，過眠（一日中眠い）・食欲の亢進がみられ，非定型うつ病症状と呼ばれ，双極性障害でみられることが多い。

・易疲労感・倦怠感：疲れやすく身体がだるいなど。

・その他，性欲減退，便秘・下痢，口渇，動悸，頭痛・頭重感，めまい，原因不明の疼痛など，多彩な身体症状を伴う。
身体症状により抑うつ気分などの精神症状がマスクされたうつ病は，「仮面うつ病」と呼ばれ，軽症うつ病に特徴的で一般診療科でみられることが多い。

5. 高齢者のうつ病

老年期うつ病には以下のような特徴がある。①心気症状，自律神経症状の訴えが多い（強迫性を帯びる），②抑うつの表出が少なく，不安焦燥が目立つ（言動の制止が目立たない，一見軽症ないしは神経症レベルにみえる），③妄想を伴いやすい，④自殺のリスクが高い，⑤判断力・記銘力の低下が目立ち，仮性認知症と呼ばれることがある，⑥脳器質性変化や身体疾患合併により，治療薬の副作用が出現しやすい，⑦治療反応性が緩徐ないしは遷延化傾向を示すことが多い，⑧環境因・心因の影響が少なくないなど，である。

高齢者のうつ病では，脳器質因，身体機能の低下を背景に，「喪失」という心理的因子が重くのしかかっている。抗うつ薬投与による認知症を除外するという診断的治療とともに，負荷を軽減するという環境調整が大きな意味を持つことに留意して，日々穏やかに暮らすことができるなど現実的な治療目標の設定が求められる。

4-2

躁状態（躁病エピソード・躁病相）

躁状態の症状は行動面に現れるので，抑うつ状態より把握しやすい。また，身体症状が前景となることは少ない。躁状態と軽躁状態の鑑別は，①入院を要するか否か（社会的障害の有無），②観念奔逸や病的な転導性（後述）の有無，③精神病症状（幻覚・妄想）

の有無など，が目安となる。抑うつ状態から躁状態への移行（躁転）は，数日のうちに起こるなど，速やかであることも少なくない。

双極性障害の初回エピソードないしは経過初期では，ストレス因により抑うつ状態ないしは躁状態が出現するようにみえることも多いが，長期経過ではストレス因の関与は希薄となり，病相出現が自律性を帯びるようになる。さらに，次第に回数が増え，ついには特にストレスがなくても 1 年に 4 回以上病相を繰り返す状態（病相頻発型，ラピッド・サイクリング）に至ることがある。

躁状態での言動により，借金を背負ったり，社会的信用を失い離婚や失職につながるなど，本人にとって不利益となるばかりでなく，周囲も大変困惑・疲弊するため，中等症以上では入院が必要となることが多い。

- 爽快気分・高揚気分：気分は高揚し，やる気満々で楽しくてしかたがない。
- 抑制欠如（多弁，過活動，浪費）：他者を圧倒するように喋りつづけ，過度に行動的となり，じっとしていられない（行為心迫）。浪費や飲酒量の増加がみられる。
- 観念奔逸：考えが次々と湧いてくる。話題も飛ぶようになると，ついには関連性が失われ何を言いたいのかわからなくなる。
- 転導性亢進：注意が散漫で移ろいやすく，一つのことに集中できない。
- 過度の自尊心あるいは誇大的思考：自己評価，自己肯定感が高まり，自信過剰で思考も誇大的となり，実現不可能な計画を立てたりする。誇大性が高じると，「超能力がある，自分は神と関係がある」などの誇大妄想に発展する。
- 睡眠欲求の減少：短い時間の睡眠でも，すっきりして疲れを感じない。
- 性欲亢進：性的逸脱行動が目立つことがある。
- 易怒性や刺激性亢進：周囲から言動を制止されると，易怒的，易刺激的となりやすい。

4-3

混合状態

躁病（ないしは軽躁）病エピソードと抑うつエピソードの症状が混在している状態で，双極性障害では，躁病相からうつ病病相，うつ病相から躁病相へ移行する時期にみられることが多い。双極性障害の抑うつエピソードでは，抗うつ薬によって医原性に起きうる。気分は落ち込んで辛いのに，次々と色々な考えが浮かんできて身の置きどころがないや死にたくなるほど憂うつなのに，落ち着かずじっとしていられないなど，気分，思考，行動の 3 要素が同じ方向を示さず，自殺のリスクの高い時期でもある。

ICD-10 の混合性感情エピソードは，双極性感情障害，現在混合性エピソードで規定されており，軽躁病ないしは躁病症状とうつ病症状の混合ないしは急速な交代を特徴とし，2 週間以上続くとされている。ただし，初発（単回）の混合性エピソードは，混合性感情性エピソードに分類される。ICD-11では，混合エピソードが新たに気分エピソードのひとつとして挙げられているが，診断基準自体は，ICD-10と同様である。なお，DSM-5では，混合病相を診断するのではなく，「混合性の特徴を伴う」という特定用語を気分エピソードに付与している。

5
経過と分類（図3-1）

気分（感情）障害は，**図3-2**に示すように抑うつエピソードのみからなる単極性のうつ病と抑うつエピソードに加えて躁病エピソードがみられる双極性障害に大別される。また，持続性気分（感情）障害には，気分変調症と気分循環症がある。

ICD-10ならびにICD-11では，気分（感情）障害は，**表3-1**に示すように小分類される。

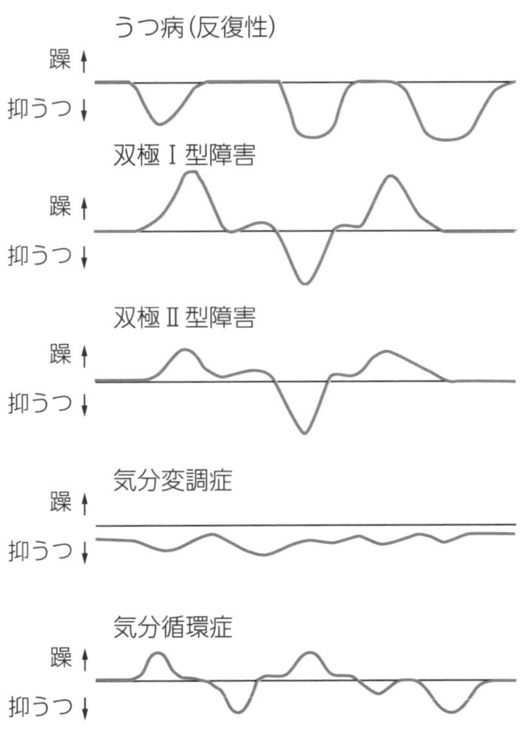

図3-1　気分（感情）障害の経過と分類

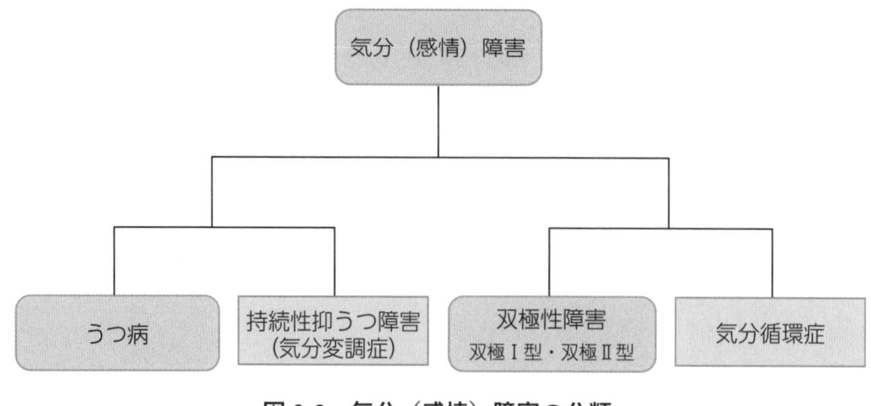

図 3-2　気分（感情）障害の分類

表 3-1　ICD-10 ならびに ICD-11 における気分（感情）障害

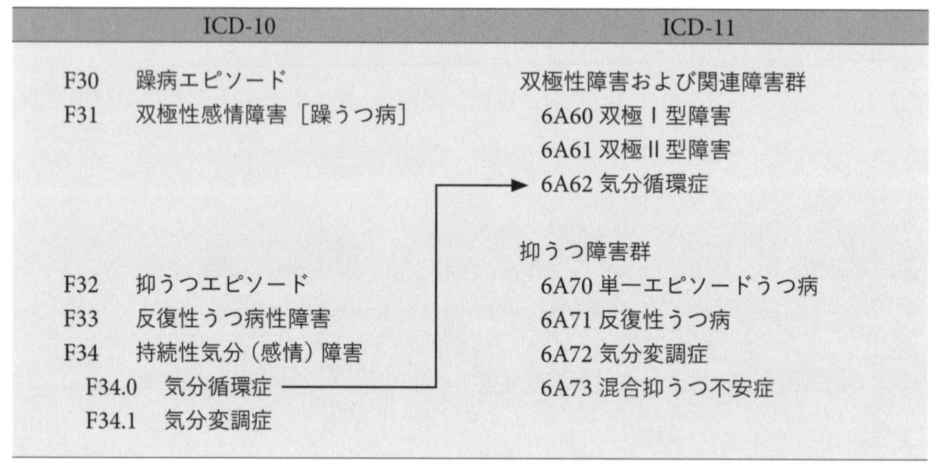

ICD-10	ICD-11
F30　躁病エピソード	双極性障害および関連障害群
F31　双極性感情障害［躁うつ病］	6A60 双極Ⅰ型障害
	6A61 双極Ⅱ型障害
	6A62 気分循環症
	抑うつ障害群
F32　抑うつエピソード	6A70 単一エピソードうつ病
F33　反復性うつ病性障害	6A71 反復性うつ病
F34　持続性気分（感情）障害	6A72 気分変調症
F34.0　気分循環症 → 6A62	6A73 混合抑うつ不安症
F34.1　気分変調症	

5-1

躁病エピソード

躁病エピソードでは，①気分が異常かつ持続的に高揚し，開放的または易怒的となる，②異常かつ持続的な目標指向性の活動または活力の亢進を基本症状とする。

初発（単回）の軽躁病または躁病エピソード（精神病症状を伴わない，精神病症状を伴う）を指し，既往に軽躁病や躁病エピソード，抑うつエピソード，混合性感情性エピソードが認められる場合は，双極性感情障害［躁うつ病］に分類される。本エピソード後に，軽躁病や躁病エピソード，抑うつエピソード，混合性感情性エピソードがみられた場合も，双極性感情障害［躁うつ病］に分類される。生涯にわたって躁病エピソードのみを呈する単極性躁病は比較的まれで，単極性ではあっても双極性障害に位置づけられる。なお，

ICD-11では，DSM-5と同様初発（単回）の躁病または混合性エピソードで双極性障害と診断される。

軽躁病エピソードでは，少なくとも数日（DSM-5では，4日以上）の持続期間があり，幻覚・妄想などの精神病症状や誇大性，観念奔逸はみられず，「社交性の亢進あるいは過度の馴れ馴れしさ」が含まれている。持続期間が4日未満の軽躁症状を軽躁病エピソードとみなせば，双極性障害の過剰診断が課題となる。一方，精神病症状を伴わないあるいは精神病症状を伴う躁病エピソードでは，一週間以上の持続期間が診断に必要である。なお，軽躁であっても幻覚・妄想などの精神病症状を伴えば，躁病エピソードとされる。

一般身体疾患や薬物によって明らかに誘発された躁病エピソードは，器質性気分（感情）障害，精神作用物質使用による精神および行動の障害のうち精神病性障害，主として躁病症状のものにそれぞれ分類される。

5-2

双極性感情障害［躁うつ病］

双極性感情障害［躁うつ病］は，少なくとも2回の感情障害のエピソードが存在し，それらは躁病（または軽躁病）エピソードあるいは混合性エピソードと抑うつエピソードである。なお，抑うつエピソードのみを繰り返す場合は，反復性うつ病性障害となる。

DSM-5では，双極性障害をⅠ型（躁病エピソードと抑うつエピソード）とⅡ型（軽躁病エピソードと抑うつエピソード）に分けているが，ICD-10ではその分類を採用しておらず，双極Ⅱ型障害は，他の双極性感情障害に分類されるが，ICD-11では，DSM-5同様双極Ⅰ型障害と双極Ⅱ型障害が採用されている。DSM-5における双極Ⅱ型障害は，反復する慢性うつ病を主体とし，経過中に軽躁病エピソードが出現する病態を指

症例1

37歳男性。会社員。大学生（20歳）の頃に人と会いたくなくなったといい2か月ほど家に引きこもったことはあったが，特に精神科を受診することなく大学に再び通うようになった。その後は，24歳と30歳頃にうつ病と診断されて通院したことはあったが，速やかに回復した。しかし，3か月程前から，会議で上司の発言を遮って自分の主張を一方的に繰り返すなど，周囲から人が変わったように情緒不安定で攻撃的となったと気づかれていた。高価な車を購入するなど，浪費が目立つようになり，それを制する妻に対する暴言も目立つようになった。周囲は困り果て，妻同伴で精神科クリニックを受診したが，「双極性障害」と診断され精神科病院に入院となった。入院治療約2か月で躁状態が軽快すると，まもなく気分が沈み億劫で何もできないと横になっていることが多くなり，このままだと死んでしまいたいと訴えるようになった。その後約3か月の治療で気分は安定し退院した。

し，明確な診断基準を設けている。双極Ⅱ型障害は，双極スペクトラムの浸透を促したことで，双極性障害の過剰診断が課題となった。ちなみに，DSM-5 の双極Ⅱ型障害は，双極Ⅰ型障害の軽症型にとどまらず双極Ⅰ型障害との異質性を考慮しているが，ICD-10 では，軽躁病はあくまで躁病の軽症型と位置づけられている。

コラム2 双極スペクトラム

うつ病として抗うつ薬で治療しても効果を示さないばかりか，気分の不安定化や強い焦燥がみられることがある。双極スペクトラムでは，うつ病，抑うつエピソードのなかに，双極性因子・躁的因子（bipolarity）の存在（程度）を見出すことで，うつ病と双極性障害（特に，Ⅱ型障害）をスペクトラムとして捉える気分障害のひとつの理解の仕方である。症候学的には，軽躁状態と躁うつ混合状態をゆるやかに捉えることで，双極Ⅱ型障害を拡大した概念とも言える。うつ病診断で双極性障害との接点を見出すことで，抗うつ薬中心の治療から双極性障害としての治療を考慮できるようになる。一方で，双極性障害の過剰診断により，うつ病を気分安定薬や非定型抗精神病薬で治療したり，パーソナリティの病理や物質常用障害にみられる気分変調を双極性障害の症状とみなすことに繋がりかねない。

5-3
抑うつ障害群（抑うつエピソード，反復性うつ病性障害）

DSM-5 では，抑うつ障害を単一エピソードか反復エピソードかに分けるのに対して，ICD-10 では，抑うつエピソード，反復性うつ病性障害に分けられている。ICD-11 においてもこれは維持され，単一エピソード抑うつ障害と反復性抑うつ障害に分けられている。

抑うつエピソードでは，①抑うつ気分，②興味あるいは喜びの消失，③エネルギーの低下あるいは易疲労感の三つを基本症状としている。症状は少なくとも 2 週間以上持続し，社会生活，日常生活に支障をきたす。ICD-11 では，抑うつエピソードを構成する症状を「感情クラスター」「認知行動クラスター」「自律神経クラスター」に分類した。

従来，「内因性」とされたうつ病は，脳の機能的な失調と遺伝的な関与が想定され，薬物療法（特に，三環系抗うつ薬）や通電療法（修正型電気けいれん療法［mECT］）といった生物学的治療に反応しやすいとされている。ICD-10 では，「身体性症候群」として規定され，DSM-Ⅳ，DSM-5 における「メランコリー型の特徴」にほぼ一致する。その症候学的特徴は，「ふつうは楽しいと感じる活動に喜びや興味を失うこと（喜び・興味の喪失）」「ふつうは楽しむことができる状況や出来事に対して情動的な反応性を欠くこと（気分反応性の喪失)」「朝の目覚めがふだんより2時間以上早いこと（早朝覚醒）」「午前中に抑うつが強いこと（気分の日内変動）」「明らかな精神運動制止あるいは焦燥が客観的に認められること（精神運動制止・焦燥）」などである。これらは，内因性うつ病を念頭に置いたうつ病サブタイプの規定であって，うつ病における身体症状を意味するものではない。また，内因性あるいはメランコリー型うつ病の独立性については，バイオマーカーが存在しないこともあって定まっていない。

抑うつエピソードを2回以上繰り返すものは，反復性うつ病性障害とされる。エピソード間が少なくとも2か月の顕著な気分の障害がない期間で隔てられている必要がある。ICD-10では，抑うつエピソードと関連して一過性の気分高揚（治療誘発性を含む）が生じた場合でも，軽躁エピソードとはみなさず，うつ病とすることを推奨している。一方，DSM-Ⅳ，DSM-5では，双極Ⅱ型障害ないしは物質誘発性気分障害のいずれかとされる。

症例2

45歳，男性。真面目で一つのことに熱中する性格。営業職として活躍し会社からの評価も高く，1年前昇進した。責任感が強く自分がやらないといけないという思いも強く，睡眠時間を切り詰めて仕事をこなしていた。3か月程前から，朝起きにくくなり，体がだるく疲れがとれなくなった。睡眠不足のせいと考えていたが，次第に食事も砂をかむようでおいしくなくなり，疲れているのに眠れず，夜中に何度も目を覚まし，悶々と朝を迎えるようになった。仕事にも集中できず，ミスが続き，「頭が働かなくなった」「自分は何をやってもダメだ」「周囲に迷惑をかけているだけだ」と思いつめるようになった。心配した妻が付き添い精神科クリニックを受診し，「うつ病」と診断された。会社を休み治療を受けたところ順調に回復し，約4か月後仕事に復帰し，程なく元通り元気に活躍できるようになった。1年ほどすると通院が途絶えがちとなり，服薬も中断した。約1年半後，症状再燃したため「反復性うつ病性障害」とされ，再び治療を受けることになった。

5-4

持続性気分（感情）障害

持続性気分（感情）障害には，躁病エピソードや抑うつエピソードの診断基準は満たさないものの持続的な気分変動が認められる気分循環症と抑うつエピソードを満たさない程度の抑うつ症状が長期にわたって持続する気分変調症がある。いずれも歴史的にはパーソナリティの病理に力点が置かれてきたが，現在では，気分（感情）障害に分類されている。

1. 気分循環症

持続的な気分の不安定さが特徴で，軽い抑うつ症状や軽い気分の高揚が2年以上にわたって繰り返しみられるが，個々の気分変動のエピソードは，躁病エピソードあるいは抑うつエピソードの診断基準を満たさない。双極性障害の病前性格や双極性障害の家族にみられる気質としての位置づけもある。

2. 気分変調症

気分変調症では，ほとんど1日中，疲れと抑うつを感じる状態が，極めて長期間（少なくとも2年間，子どもや青年では1年以上）続き，その間は抑うつエピソードを満たさない。従来の抑うつ神経症(神経症性抑うつ)，神経症性うつ病，抑うつ性パーソナリティなどが含まれる。気分変調症にうつ病が併存した場合，重複うつ病（double depression）と呼ぶ。DSM-5では，持続性抑うつ障害として，従来の気分変調症に慢性うつ病を加えたが，ICD-11では気分変調性障害として維持されている。

6 鑑別診断

抑うつ状態や躁状態は，様々な身体疾患や薬剤の影響によってしばしば出現する。これらを除外した上で，うつ病や双極性障害の診断はなされる。とりわけ，身体疾患を背景とした抑うつ状態は少なくない（**表3-2**）。

パーキンソン病，アルツハイマー型認知症，レビー小体型認知症，脳血管障害，てんかんなどの脳器質性疾患では，抑うつ症状をしばしば伴う。甲状腺機能低下症などの内分泌疾患，全身性エリテマトーデス（SLE）などの膠原病，悪性腫瘍などの身体疾患でも抑うつ症状がしばしばみられるが，特に，意欲・気力の低下を示すことが多い甲状腺機能低下症は，その頻度からも重要である。悪性腫瘍にみられる抑うつ症状は，罹患による心理的反応として適応障害と診断されることが多いが，重症度，経過によってはうつ病として治療が必要な場合もある。また，ステロイドやインターフェロンなどの一部の医薬品は，抑うつ状態を引き起こすことが稀でない。

一方，中年期後半以降に躁状態を呈する場合，前頭側頭型認知症などの脳器質性疾患や，物質（薬物など）の摂取または離脱を除外する必要がある。

他の精神障害とうつ病の鑑別では，抑うつ症状を主症状とする適応障害がまず挙げら

表 3-2　抑うつエピソードと鑑別すべき病態

身体疾患による抑うつ状態
　脳器質性疾患（パーキンソン病，アルツハイマー型認知症，レビー小体型認知症，脳血管障害，てんかんなど）
　身体疾患（内分泌疾患，膠原病，悪性腫瘍など）
　薬剤（ステロイドやインターフェロンなど）
他の精神障害
　抑うつ症状を主とする適応障害
　不安障害
　統合失調症
　パーソナリティ障害

れる。明確なストレス因により，1 か月以内に抑うつ気分，不安などの症状を呈するが，ストレスによる一過性の反応で通常 6 か月を越えず，ストレス因の解消とともに症状は比較的速やかに消腿する。うつ病との鑑別は抑うつ症状の重症度で，うつ病では症状と持続期間が抑うつエピソードの診断基準を満たし，日常生活全般にもその障害が及ぶ。また，他の精神疾患と診断可能である場合，原則として適応障害とは診断できない。

うつ病や双極性障害には，不安症状，不安障害がしばしば併存するが，うつ病であれ，双極性障害であれ，不安症状，不安障害の併存は予後不良の主要な要因である。他に，アルコール使用障害などなんらかの物質使用障害の併存も少なくない。抑うつ障害および不安障害双方の症状を持ち合わせながら，いずれの診断基準満たさない場合は，混合性抑うつ不安障害と診断され，ICD-10 では不安障害に含まれていたが，ICD-11 では抑うつ障害に含まれる。

若年者における抑うつ状態や躁状態の極期では，統合失調症との鑑別が問題となる。抗精神病薬に反応する躁病で気分症状が寛解しても妄想や幻覚が残る場合や気分と一致しない幻覚や妄想が認められる場合，統合失調感情障害を考慮する。

パーソナリティ障害では，境界性パーソナリティ障害における見捨てられ抑うつとして，淋しさ，空虚感，孤立無援感，落ち込み，無気力などがみられる。また，自己愛性パーソナリティ障害にみられる慢性的自己不全感（思い描いている自分と取り柄のない自分）を背景に，挫折や失敗を契機にした一過性の抑うつ症状，時には躁うつ的な気分変調を呈することがある。

もっとも鑑別が困難であるのは，抑うつ性障害と双極性障害の抑うつエピソードの鑑別である。**表 3-3** に鑑別点を示す。

表 3-3　抑うつエピソード（うつ病）で双極性障害を疑う臨床指標

1）初発が 25 歳以下の若年発症
2）反復性うつ病（5 回以上）
3）うつ病の罹病期間が長い
4）発症と寛解が急速な抑うつエピソード
5）双極性障害・自殺の家族歴
6）産後発症の重症うつ病，特に精神病性の特徴を伴うもの
7）精神運動抑制や焦燥の著しいうつ病
8）非定型うつ病の特徴（過眠・過食）
9）季節性うつ病
10）発揚性・気分循環性の性格
11）抗うつ薬によって誘発された軽躁病や賦活症状（不眠・不安焦燥など）・躁うつ混合状態
12）何種類もの抗うつ薬に反応しないこと
13）当初有効であった抗うつ薬に反応しなくなり抑うつエピソードを繰り返すこと

うつ病を疑い医療機関（精神科）へ紹介すべきケース

1）希死念慮の存在が疑われるとき，絶望感の存在：自殺企図の既往，自殺をほのめかす発言，素振りなど
2）強い不安・焦燥感や妄想の存在：身の置きどころのなさを強く訴える，心気，貧困，罪業観念が妄想レベルに達しているなど
3）軽症だが遷延する抑うつ状態など，診断に苦慮する場合
4）産後うつ病
5）頻回の抑うつエピソードの既往
6）躁状態の既往や疑い
7）アルコールや薬物使用障害の併存
8）うつ病以外の精神障害（特に，不安障害）の併存
9）複雑な心理社会的背景（家族状況など）
10）病前の適応状態が悪い場合

7
治療・援助

7-1

うつ病の治療

うつ病治療の3本の柱は,「休養,環境調整」,「薬物療法」,「精神療法」である。

1. 休養・環境調整

急性期（特に，中等症以上）では，これまで抱えてきた仕事や家事などの重荷をいったん下ろし，疲れたこころとからだを十分に休めることが重要であることをまず伝える。併せて，患者が抱えている課題の把握に努め，重大な決断は先延ばしにするよう伝え，治療経過，回復過程を丁寧に説明する，希死念慮の有無を確認するなどにより，治療関係を築きつつ治療を進める。こうした一連のアプローチが，支持的精神療法である。回復期では，生活習慣（食生活・運動）を整えながら，睡眠のリズムを確立し，気力・体力の回復をはかる。

2. 薬物療法を主とする生物学的治療

抗うつ薬による薬物療法は，中等症以上のうつ病治療の中心である。選択的セロトニン再取り込み阻害薬（SSRI）やセロトニン・ノルアドレナリン再取り込み阻害薬（SNRI），ミルタザピンが第一選択薬である。重症のうつ病では，三環系抗うつ薬も有用である。抗うつ薬は脳内アミンのバランスの乱れを調整するが，効果発現には少なくとも1〜2週間かかることが多い。切迫した自殺の危険がある場合，抗うつ薬に反応しないあるいは副作用などで十分量が投与できない場合などでは，通電療法（修正型電気けいれん療法［mECT]）を考慮する。その他，冬期に増悪する季節性うつ病に対する高照度療法（2500〜3000ルクスの光を顔面に朝2時間程度照射），最近導入された，反復経頭蓋磁気刺激［rTMS]（通電したコイルを頭の表面にあてニューロンを刺激することによって，低侵襲的に脳の活動を修飾することができる技術。わが国では，既存の薬物療法に反応しないうつ病に対する治療として，2019年承認）などがある。

3. 精神療法

支持的精神療法以外でもっとも受け入れている精神療法には，「認知療法・認知行動療法」がある。認知療法は，情緒の障害と密接に関連している認知の歪みを修正することで，抑うつに至る悪循環から抜け出せるよう支援する治療法である。軽症のうつ病やうつ病からある程度回復して再燃・再発予防のために，特に有用である。認知に加えて行動パターンの変容を図ることから認知行動療法とも呼ばれるが，ほぼ同義であると考えてよい。そのほか，対人関係上の課題を解決することで症状の改善を目指す「対人関係療法」が知られている。

7-2

双極性障害の治療

双極性障害治療の目標は，気分の波をできるだけ小さくすることで社会生活に支障をきたさないようするとともに，躁病相，うつ病相を予防し寛解期を維持することにある。双極性障害は再発しやすいため，病相予防のために薬物療法の果たす役割は極めて重要である。希死念慮が強い場合や中等症以上の躁状態で病識を欠き社会的逸脱行為に至る場合などでは，入院治療が原則である。

1．薬物療法

躁病相では，気分安定薬（炭酸リチウム，バルプロ酸ナトリウム，カルバマゼピン）や非定型抗精神病薬が中心となる。うつ病相では，上記以外にラモトリギンが用いられる。抗躁効果を示す薬剤が数多いのに対して，うつ病相へ効果を示す薬剤は限られているため，抗うつ薬が用いられることもある。しかし，抗うつ薬は双極性障害の経過を不安定にすることがある。維持期では，躁病相を予防しつつうつ病相の軽減をはかるため，薬物療法を継続し，必要に応じて調整する。

2．精神療法

双極性障害の精神療法的な関わりの中心は，心理教育（サイコエデュケーション）である。長期にわたる双極性障害の治療では，寛解期が存在すること，躁状態では病識を欠くことが多いことなどにより，疾病受容が進まず，服薬アドヒアランスはしばしば不十分である。サイコエデュケーションでは，病相予防のための服薬の大切さを強調するとともに疾病理解を促し，気分の波への対処法を身につけるよう努める。睡眠・覚醒リズム表や活動記録表などを活用して，生活のリズムに関する情報を共有し治療に生かすことも有用である。

第4章

精神遅滞，情緒の精神障害 ～注意欠如／多動症，愛着障害など

I

精神遅滞（知的障害）

1-1

精神遅滞・知的障害とは

知的障害は若年期から認められ，発達の経過の中で持続する知的能力の全般的な能力障害のことを言い，認知，言語，運動および社会的能力の障害により特徴づけられる。確定診断のためには，①その能力障害が幼少期と成人期のどちらにも存在し，脳損傷などの後天的なものでないこと，②標準化された知能検査で平均よりも 2 標準偏差下回る，つまり IQ70 を下回ること，そして，③社会的適応能力が障害されていることが求められる。

知的障害の問題点のひとつとして，統合失調症や気分障害などのあらゆる精神障害を合併する割合が高く，一般人口に比べると少なくとも 3 ～ 4 倍多く認められる。どうしても社会的適応能力が低いことが多いため，ストレス因に対する脆弱性が高く，問題解決能力も低いことが関与している。

重症度は IQ の値によって分類される。境界は基本的には目安として用いられる。軽度知的障害は IQ50-69，中等度は IQ35-49，重度は IQ20-34，最重度は IQ20 未満と決められている。ただ，IQ の値のみで重症度を規定することには問題点もあり，たとえば，自閉症スペクトラム症では，IQ から想定される適応能力よりも実際の適応能力が低くなることが指摘[1]され，また家庭内ストレスと逆境体験も低い適応能力と関連するとされる[2]。

次に重症度別で行動特徴について記載する。軽度知的障害では，発達の経過の中で言語の習得が遅れることが多いものの，成人すると大部分は日常的な会話は可能であり，家庭内でも自立していることが多い。困難が目立つのは学校での学力で，大半は小学校中学校いずれか，もしくは両方で特別支援学級に在籍している。さらに，就労した場合

もしくは結婚して育児に携わるようになって社会的な慣習にあわせなければならないときに困難を認め，適応不全を来す例が見られるが，学力が関係しないような社会活動では，とくに問題を来さず，支援を受けることなく生活していることもある。

中等度知的障害や重度知的障害では，言語の理解と使用で発達が遅れ，最終的な達成に限界がある。身辺自立の獲得も遅れ，一部は生涯に亘って支援を要する。成人したあとで完全に自立した生活ができるものは稀であり，大多数は何らかの監督下で生活している。最重度知的障害では，意思の表現が極めて制限され，生活の基本的な部分で常に援助と管理を必要とする。

I-2

疫学

通常 IQ 検査は平均を 100 として標準偏差 15 の正規分布をするようにつくられているので，理論的には人口の 2.3％は IQ 70 未満と見込まれる。しかし，実際の知能の分布は低 IQ が高 IQ よりも多い。イギリスの知的障害研究者であったペンローズ（Penrose LS）は，IQ の分布は IQ 100 を中心として正規分布する生理群（健常群）と何らかの生物学的要因により低い IQ を中心として正規分布する病理群の二つの分布で構成されるという二分法を提唱した（**図 4-1**）[3]。

実際の分布もこれに近似している。頻度についてはひとつのメタ解析[4]では，人口 1,000 人当たり 3.31 ～ 156.03 人であると報告がある。性別の差については，これまでの研究で

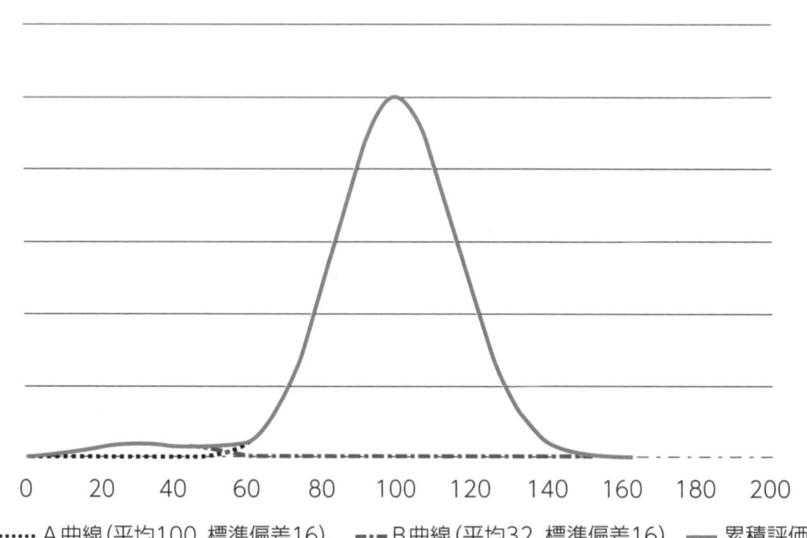

図 4-1　知能の分布

は重度知的障害では男性が約20％多いと示されてきた[5)]が，これはX染色体に原因があることが考えられている。軽度知的障害は全体としては男性に多いが，適切に診断評価すると優位に男性が多いというわけではない[5,6)]ことが示されている。

I-3

原因

全体のうち，軽度知的障害のおよそ半数で，重度知的障害では70％で器質的あるいは生物学的原因が同定されている[7)]が，今後の分子生物学的研究の進歩により，さらに原因が明らかになることが期待される。原因として主要なものを上げると，出生前の要因として染色体異常（ダウン症候群（21トリソミー）），性染色体異常（クラインフェルター症候群（XXY），ターナー症候群（XO））がある。常染色体優性遺伝する遺伝子の障害としては，結節性硬化症，神経線維腫症などがあり，常染色体劣性遺伝する遺伝子の障害としては，フェニルケトン尿症，ホモシスチン尿症などがある。そして，分子遺伝学的検査の進歩により，染色体の微小欠失や重複を同定できるようになり，ウィリアムズ症候群（7q11.23欠失）や，22q11欠失症候群，スミス・マグニス症候群（17p11の欠失）を識別できるようになった。X染色体劣性遺伝する疾患としては，脆弱X症候群がある。近年の研究では，発達的な遅れを示す子どもの15％には，コピーナンバー多型（copy number variants; CNVs）と呼ばれる，突然変異による染色体の微細な重複や欠失が認められる[8)]ことが確認された。

周産期の要因としては，環境要因として，早産と低出生体重児，低酸素脳症，そして感染症も要因となる。出生後の要因としては，頭部外傷や髄膜炎や脳炎，そして栄養不足や社会経済的困難，虐待がある。

1．ダウン症候群

通常ヒトでは22対の常染色体と，1対の性染色体（合計46本）を持つが，ダウン症候群は，主として常染色体のうち21番染色体に1本追加されることで生じる障害である。追加される以外にも21番染色体の転座で生じることもある。10,000妊娠当たりおそよ10.3人生じる[9)]とされ，母体の年齢が上昇すると発生頻度が上昇する。

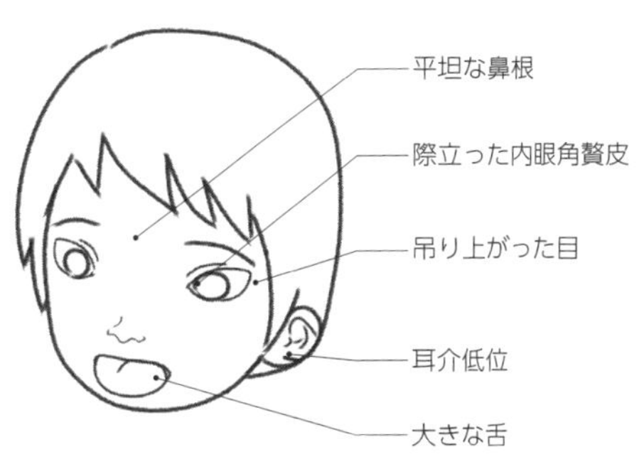

図4-2　ダウン症候群

知的障害の重症度は正常下限から重度まで認められるが，中心となるのは中等度から軽度の知的障害である。特徴的な顔貌をもち，吊り上った小さい目，際立った内眼角贅皮（目の内側の皮膚がやや余る），大きな舌，耳介低位，平坦な鼻根，後頭部が扁平，翼状頚などが見られる（**図 4-2**）。40％に先天性の心臓疾患が見られる。頸椎の軸が不安定で，環軸椎亜脱臼を来してしまうと脊髄が損傷するので，運動面で配慮が必要である。成長に伴い甲状腺の機能が低下することも多く，白内障の罹患率も高い。アルツハイマー型認知症の罹患率が高いとされ，医療的ケアが生涯に亘って必要になる。

2. 結節性硬化症

結節性硬化症は，9 番染色体の TSC1 遺伝子，もしくは 16 番染色体の TSC2 遺伝子に異常を認め，通常は抑制できているはずの細胞内の mTOR（mammalian target of rapamycin）という酵素の過剰な活性化が生じ，結果的に皮膚，神経系，腎臓，肺などで過誤腫と呼ばれる良性腫瘍や過誤組織が増殖してしまう疾患である。その結果 80％近くにてんかんが生じ，60％で知的障害が認められる。そのほか自閉症スペクトラムが認められることもある。顔面の血管線維腫や，四肢に白斑が認められることもあるが，これらの症状がないケースもある。治療薬として，mTOR 酵素の活性を抑制する薬剤が開発されており，腎臓の腫瘍やてんかん，皮膚症状に効果を上げている。頻度は 6,000 人に 1 人である。常染色体優性遺伝する疾患ではあるが，実際のところは突然変異による孤発例が半数以上占める。

3. フェニルケトン尿症

フェニルケトン尿症は，先天性のアミノ酸代謝異常症の中では新生児 8 万人に 1 人ともっとも多く発生する。常染色体劣性遺伝する。アミノ酸のひとつ，フェニルアラニンをチロシンに変換する酵素活性が低下しているため，フェニルアラニンとその代謝産物が脳に蓄積されて障害をもたらす。日本では新生児マススクリーニング検査により早期に発見され，フェニルアラニン除去ミルクと低フェニルアラニン食でその後の認知障害を予防することができる。もし，治療されない場合には，知的障害や，チロシンの欠乏による赤毛，色白のような色素異常が認められることがある。

I-4

高い合併症のリスク

てんかんを最も効率に合併する。特に，知的能力が重度になればなるほど，てんかんの合併率が高い[10)]。そのほか，発達障害としては自閉症スペクトラムや注意欠如／多動性障害を効率に合併するとされている。精神障害は知的障害を合併すると一般人口に比べ，前述したように精神疾患に罹患する確率が 3 ～ 4 倍上昇し[11)]，統合失調症を合併する頻度は 1.3 ～ 6.26％[12] と，一般人口よりも高率となる。

I-5

対応

生涯に亘って認知機能が制限されるが，社会適応の状態については良好なものからそうでないものまで個人差がある。認知機能についてはおおむね就学前に実施した検査では将来の予測をすることは難しいため，長期的な支援計画は小学生高学年以降になってから立てるほうが望ましい。

基本的には，なるべく早期から教育と適切な環境の中で，不適応を来さないように生活支援や対応を受けていくことになる。日本には早期発見，早期介入に向けて様々なシステムがあり，各種機関が役割を分担して援助していくことになる。

1）周産期・乳児期：早期発見

日本では母子保健法に基づき，母子健康保険手帳が交付され，リスクが高いと判断された母子は保健師による出生前と出生後の訪問指導を受ける。出生直後には先天性代謝異常検査が実施される。出生時に異常が認められれば，適切な治療を受けることになる。乳幼児健診として，母子保健法による 1 歳 6 か月検診と 3 歳児検診を受け，それに加えて自治体が実施する 3 ～ 4 か月検診，9 ～ 10 か月検診，1 歳児検診などを受ける。その際，運動発達や言語発達の検査を受け，リスクが高い子どもがピックアップされ，定期的に自治体によりフォローされることになる。

2）幼児期：療育・発達支援

必要と判断された子どもに対しては，児童福祉法による児童発達支援事業に通ったり，通所する保育所などで専門家による訪問指導を受けたりする。そこでは，子どもはその障害と程度に応じて，もしくは予想される合併症を予防するために作業療法や理学療法，言語療法を受けることになる。

3）学齢期：学校

学校教育法では，地域の小中学校に特別支援学級が設置され，また中等度以上の障害を持つものに対しては特別支援学校（小学部，中学部，高等部）が設置されており，それぞれ通常の学校よりもより多くの教諭が配置されている環境の中で適切な生活支援や療育，学習を受ける。

4）成人期：就労や作業所

多くの場合は，都道府県が発行する療育手帳を受け，軽度知的障害の場合は障害者雇用促進法の下で就労したり，もしくは，通所施設として障害者総合支援法に基づく就労継続支援事業の施設に通ったりする。中等度や重度知的障害の場合は，就労継続支援事業や自立訓練事業の施設に通うことが多い。

I-6

医療機関の役割

乳幼児健診でスクリーニングを受けたときや，保護者により何らかの徴候に気づかれたとき，保育園などで指摘を受けたときに受診する。発達の状況や外表奇形などの有無，脳画像検査や脳波検査，血液による染色体検査などの検査結果から，診断を受けることになる。知的障害が重度や中等度であるなら何らかの診断名がつくことも多いが，とくに軽度の場合は知的障害以外の診断名がつかないこともある。

知的障害とそれ以外の診断名がついた場合には，ある程度その後に予後や注意すべき点がはっきりするときがある。たとえば，プラダー・ウィリー症候群（15q11-13の父性発現遺伝子が作用しなくなることで発症）では異常な食欲の亢進と肥満，日中の過剰な眠気が知られており，ダウン症ではしばしば思春期以降に突然寡動になり生活能力が低下することがあることが知られている。成長の中ではそれらの症状に留意しつつ対応を継続することになる。

問題行動，たとえば，自傷行為や他害行為，破壊行動，多動，睡眠障害，こだわりが目立ち，生活に支障がある場合も医療機関を受診することがある。一般的に行動障害の原因としては，コミュニケーションが未熟なため意思表出が言葉ではなく激しい行動になってしまう場合，こだわりに基づく場合，過去の不適切な養育場面のフラッシュバック，薬剤の副作用などがあると考えられるが，それぞれに応じた対応を受けることになる。

I-7

境界域知能の問題

定義上は知的障害には該当しないが，おおむねIQ70以上85未満のものが境界域知能と呼ばれている。ここに該当するものは，特に支援を受けずに育ってきた人が多いが，特に思春期や青年期にストレスへの脆弱性が目立つことがあり，適応障害やうつ病を示す例を多く経験する。逆に臨床の場でも気分障害の患者に心理テストを実施したところ思ったよりも低い値が認められ，小児期から学業の問題が続いていたような症例もよく経験する。対応は通常の適応障害や気分障害と変わらないものにはなるが，それに加えて適応状況を踏まえた指導が必須になる。

2 小児期及び青年期に通常発症する行動，並びに情緒の障害

2-1

注意欠如／多動症（AD/HD）とは

注意欠如／多動症（AD/HD）および多動性障害は，近年疾患概念の定着や治療薬の発展とともに，有病率が大幅に増加している。ICD-10 によると，行動の特徴として，6歳以前から「認知の関与が必要とされる活動を維持できず，どれも完結することなく一つの活動から次の活動へと移る傾向」を認め，それに「調節不良の過度の運動」を伴い，これらの行動がいくつかの状況，たとえば，学校や家庭，職場，その他の活動にまたがって認められるときに診断される。仮にひとつの状況のみでそのような行動が認められるのであれば，環境要因が示唆されるが，複数の状況で同じような行動が認められるなら，環境要因では説明しきれず，何らかの認知障害の存在が想定される。診断基準を見ると，様々な場面で生じうる行動について記載があるが，ここで注意しなければならないのは，これらは多動性や衝動性によって生じる症状によって生じる行動について記載したものであり，症状について述べたものではないということである。

それゆえ，現れる症状は多岐にわたる，たとえば，不注意というのは，「ひとつのことに集中することが難しく，集中が続かない」，「周りの刺激に引きずられやすく，気が逸れてしまう」ということがあり，その結果，課題を途中で投げ出してしまったり，活動を終わらせることなく離席してしまったり，約束を忘れてしまうことにつながる。逆に言えば，心理テストのような課題に集中できる環境のもとでは，不注意が目立たなくなってしまうこともあり，実生活の中でも好きな物事に静かな環境で取り組むことができると，時間の経過を忘れて長時間過剰に集中して取り組んでしまい，あとでかなりの時間の経過したことに気づくということもしばしば経験する。多動性については，おとなしくするべき場面も過度に落ち着きのないことを言うが，「無意識に体が動いてしまう」，「しゃべるのをコントロールできない」ことがあるが，診断の際には，子どもの場合は同世代の同じ IQ の子どもと比べ，行動が過度に目立つということが必要である。そして，年齢を重ねるにつれてこの多動性は年々軽減していくことを加味しなければならない。衝動性は，振り返りのない行動のことであるが，「思いついた行動を熟考せずに実行してしまう」結果，他の人の行動を邪魔してしまったり，順番が守れなかったりする。しばしば躾の問題といわれることもあるが，通常は他の不注意や多動を伴っている。

症状は，重症度はもちろん，時間の経過や養育環境により刻々と変化していく。幼少

期に認められる症状は，定義上にあるような落ち着きのなさであるが，学童期に入ると学業成績の問題や，自尊心の低下が目立つようになる。青年期になると，多動性は落ち着きを得るが，不注意と衝動性が続くことが多い。

他の精神疾患を併存しやすいことも特徴のひとつである。たとえば，AD/HD と診断されている子どもの約 3 分の 1 が自閉スペクトラム症（ASD）の診断基準を満たすとされる。実際，臨床上では，認知機能の高い ASD と AD/HD を分けて考えるのは極めて困難である。

2-2

歴史

もともとの概念は，1902 年のスティル（Still GF）による「道徳的抑制の病的欠陥」が始まりとされ，攻撃的，挑戦的で情緒的すぎる行動は，抑制的に働く意思の力が生来的に欠如しているのではないかと考えられ，3：1 で男児に多く，8 歳以前に症状が明らかになるというものであった。初期は，神経学的検査では異常が認められない極微細な脳の損傷が行動障害をもたらすと想定され，実際に 1918 年に嗜眠性脳炎が大流行した後，その後遺症として反社会的行動，易刺激性，衝動性，情緒不安定，多動性を伴う行動障害が認められ，脳炎が原因と考えられたこともあった。1947 年にシュトラウス（Strauss AA）らは周産期に脳損傷や感染を受けた子どもを脳損傷児と呼び，知覚，思考，行動の障害を示すと述べ，1959 年にはパサマニック（Pasamanick B）らは脳損傷児の残遺症状として，情緒的変動性，落ち着きのなさ，衝動性，注意転導性，しつこさが認められるとして，微細脳損傷（minimal cerebral damage; MBD）を提唱した。しかし，この概念はあまりにあいまいで包括的であり，脳の損傷を根底にした概念であるにもかかわらず，診断は実際の脳の損傷の有無を問わず，行動をもって行うということで批判を強く受けた。そのような中，1960 年に発表された DSM-II では，多動性と不注意を示す子どもを，純粋に行動面から診断され，小児期多動性反応と呼ばれることになった。

その後，研究が進み，多動症状を包括的にとらえるのか，注意障害を根底にするのかの意見の相違があり，DSM では注意欠陥多動症（DSM-III-R, 1987），多動性障害（ICD-10, 1992），注意欠陥／多動性障害（AD/HD, DSM-IV, 1994）と診断面が変遷し[13]，現在は注意欠如／多動症（DSM-5, 2012 & ICD-11, 2018）と呼ばれている。診断名の変更は，中核となる症状を多動と捉えたか，不注意と多動を別の軸と捉えたかによる。

2-3

発症率

国によって診断比率が異なるが，ICD もしくは DSM を用いた有病率に関するレビューでは 1,000 人中 53 人であり，男女比は 2.8：1 であった[14)]。

2-4

病因

遺伝的要因と環境要因が関与して発症するとされる。双生児研究から平均遺伝率は 76％と報告されている[15)]。環境要因としては出生前の母の喫煙，飲酒，薬剤，甲状腺機能低下症が指摘され，周産期では低出生体重，早産，産婦人科的合併症がある。出生後の要因としては極端なネグレクトが挙げられている[16)]。

脳機能画像研究[17)] からは AD/HD では健常群に比べて，小脳の後下虫部・小葉，小脳虫部，脳梁膨大部，総大脳容積，小脳，尾状核で有意に低容積であることが報告されている。AD/HD の神経心理学仮説として，バークレー（Barkley RA）らが行動抑制の欠如が AD/HD の本態である[18)] と提唱して以降，遂行機能障害として研究が進められてきた。その後，神経心理学的には遂行機能障害に加えて報酬系の障害を併記した dual pathway model[19)] や，それらに加えて小脳機能障害を加えた triple pathway model[20)] が提唱され，そのほか，default mode network が関与する仮説が提唱されている。これは，通常，健常者では刺激がない時でも働く常時働く default mode network があり，何らかの課題を行う際にはそれらは抑制されて，課題に対応するネットワークが活性化する。しかし，AD/HD ではその抑制の調節が適切に働かないため，刺激に対して過剰反応するというものである[21)]。実際のところ，AD/HD は行動から診断される症候群であり，ひとつの理論ですべての症状を説明するまでには至っていない。

2-5

治療

国によりどちらを優先すべきという相違はあるが，薬物療法と心理社会的治療が基本となる。薬物療法は，2019 年 9 月現在，中枢神経刺激薬であるメチルフェニデート徐放剤とリスデキサンフェタミンメシル酸塩錠，非中枢刺激薬のアトモキセチンやグアンファシン塩酸塩徐放錠が日本では認可されている。それぞれ作用機序や効果の特徴，作用時間，副作用が異なるので使い分けが必要である。

心理社会的治療として，もっとも広く実施されているのは，ペアレントトレーニングである。どうしても AD/HD を抱えていると周囲の人から叱責を受けがちであり，自尊心や自己評価の低下につながりやすい。特に直接指導する保護者にとっては理解できない行動を幾度となく目にすると，保護者自身が養育の失敗ととらえてしまいがちになる。そこで，保護者が症状の特性や接し方についての講義を受講し，何人かの保護者とグループワークをする中で，サポートの仕方と環境調節について学ぶものである。プログラムはおおむね10回程度から成り，具体的な子どもの褒め方の練習や，モチベーションを高めるようなコミュニケーションの技法を学び，親子関係の改善を図り，相互交流の楽しさを確認することが目的になる。

3 小児期の反応性愛着障害／脱抑制性愛着障害

ともに情緒障害を伴う社会的関係のパターンが持続的に異常を示す状態である。愛着という単語は，1982年にボウルビィ（Bowlby J）が提唱したものであり，「特定の人物に接近して接触しようとする乳幼児の強い傾向であり，特におびえていたり，疲れていたり，病気であるといった特定の状況において，そのような行動をとる傾向」と定義した[22)]。子どもは信頼できる大人の養育者との身体的な関わりと情緒的なやりとりの中で通常は愛着を形成する。しかし，養育者からの虐待，つまり身体的虐待，ネグレクト，心理的虐待が続けば，愛着の形成が障害されて生じるものと考えられる。児童虐待に注目が集まっているなか，この病態が注目され，現在研究が進んでいる。

行動パターンについては，施設養育を体験した子どもらを観察研究した結果，感情的引きこもりが主となる抑制型（反応性愛着障害）と，無差別に見知らぬ人に不適切に近づく脱抑制型（脱抑制性愛着障害）に分類されることが確認された[23, 24)]。

3-1 反応性愛着障害

苦痛を感じたり，ストレスがかかったりした状況でも愛着行動が認められず，情緒的交流が減少するといった対人関係の問題と，通常はそこまで表現するとは思えないような場面で怒りや恐怖を表現するというような感情調節の問題を示す。特に身体的虐待，心理的虐待，ネグレクトを受けた乳幼児[25)]で報告されている。

対人関係の問題が顕著であり，知的障害やASDとの鑑別が重要になってくる。知的障害では，感情の表出は認知発達と同程度であるが，反応性愛着障害では異常な激しさを認めることから鑑別される。ただ，ASDとの鑑別はかなり難しい。基本的には，反応性愛着障害では特定のものへの関心や興味，そして限局した行動パターンを示さず，抑揚のない話し方や独特のアクセントといった特徴的なコミュニケーションの異常を示さないということで鑑別されうるが，社会的反応の側面からはかなり難しい。介入方法は，養育環境の改善であり，それにより症状が軽快したと報告されている[26]。

3-2

脱抑制性愛着障害

見知らぬ人に不適切に近づいたり，誰とでもべったりくっついたり，見知らぬ状況でも養育者を確認せずに活動したりする。他人との身体的境界を欠き，距離が近すぎることも多く，出しゃばりすぎたり，攻撃的だったりすることもある。これらの症状は，幼少期のみならず，70％で青年期であってもこれらの行動が示されたが，その一方，一部の子どもらでは他人との距離が近いということが社交的な長所となっているとの報告がある[27]。

衝動性の高さから，AD/HD と共通した特徴を有しているとされ，鑑別はかなり難しいが，実際は両方の基準を満たす症例も多く，そうであれば，併記することが必要である。

コラム　チャウシェスクの落とし子

1989 年，東ヨーロッパの共産主義諸国で，東欧革命と呼ばれる政権交代が次々と生じた。一連の政変の中，ルーマニアでもそれまで独裁体制をとっていたチャウシェスク夫妻が失脚し処刑された。そこで顕になったのは，ケアが十分でない環境の中で育てられた，5 万から 17 万人に上るという莫大な数の施設入所児であった。もともと，チャウシェスク政権は，労働力，すなわち人口が増えることが国家の繁栄をもたらすと考えていたため，女性の多産が推奨されていた。そして，ルーマニア政府は，国として子どもの世話をし，国家のほうが親よりもよりよく子どもを育てられると説明してきた。1980 年代の経済状態の悪化により，国民は貧困に陥り，多くの子どもは遺棄され，自発的に施設に預けられる結果になった。しかし，施設では十分なケアが成されなかった。貧困の中，家計を成り立たせるためには共働きが必要となるが，保育施設の絶対数が不十分であったことが施設に預けられる要因のひとつになったともいわれている。

そんな中，施設で育つことが将来的にその子どもにどのような影響を受けるのかを調査するため，ブカレスト早期介入プロジェクト（BEIP）が実施された。これは施設で暮らしていた子どもを里親養育（68 名）もしくは施設養育（68 名）に無作為に割り付け，その後の発達の経過を追うもので，代表的な結果としては，施設で養育され，心理社会的剥奪がある環境で育つと IQ や遂行機能に重大な影響を受けるというものがある。現在でも身体面，認知機能，神経心理的評価は続けられ，ネグレクトを受けた子どもの発達について大きな知見を与え続けている。

Nelson CA, et al. Romania's abandoned children: Deprivation, Brain Development, and the Struggle for Recovery（上鹿渡和監訳，ルーマニアの遺棄された子どもたちの発達への影響と回復への取り組み，第 2, 3, 6 章より）

子どもの時期の唯一の介入方法は養育環境を改善することである。ただ，徴候が改善するのは一部の子どもらとされている[28)]。どのような徴候が残り，それがどのように変化していくかについては現在研究が進められている。

4 選択性緘黙

特に発声器官に器質的な問題はなく，言語の習得に問題はないが，特定の場面では話すことができないような状態を指す。通常は，家庭内での家族との会話には問題はないが，家から一歩でも外に出たり，学校や保育所に行ったりすると全く喋らなくなるというのが典型例である。緘黙（かんもく）の程度には個人差がある。自宅ならだれとでも話せるレベル，自宅で家族とのみ話せるレベル，学校では先生とは無理だが友達となら話せるレベルなどさまざまである。

原因についてであるが，社交不安症を併せ持つ例が多い（60 ～ 100%）[29)]ことから，不安障害に関連するのではないかと想定されている。ASD を合併する場合には ICD-10 では選択性緘黙の診断名は付けられないが，あえてそれを含めた研究では，68.5%になんらかの発達障害を合併する[30)]と報告されており，何らかの関連があるのかもしれない。

平均発症月齢は 49.5 か月と就学前に発症することが多く，頻度は日本では 0.15%[31)]であった。治療は，不安に焦点を当てた，暴露療法に効果がありそう[32)]である。そのほかは，SSRI（選択的セロトニン再取り込み阻害薬）を用いた薬物療法[33)]や認知行動療法が試みられている。

予後については，全例が完治するとは言えない。ドイツでの研究では 12 年の追跡で 41 人中 16 人が完治したものの，残りの 25 人には知らない状況を恐れたり，見知らぬ人との会話ができなかったり，電話を使えなかったりするような何らかの症状が持続している[34)]。スイスでの研究では 100 例中 35%が改善したものの，54%には何らかの症状の持続が見られたと報告されている[35)]。将来的にも何らかの適応不全を残すことが多い。

5 チック症・トゥレット症

チックとは突然の反復的な動きや身振り，発声のことを言う。運動チックと音声チッ

表 4-1　チックの分類と具体例

	音声チック	運動チック
単純チック	咳払い，鼻・喉を鳴らす，鼻をクンクンさせる，「おっおっ」のような奇声をあげる，シューと音を出す，鼻をすする	まばたき，肩すくみ，首まわし，首ふり，口をゆがめる，首を傾ける
複雑チック	特定の単語を繰り返し言う，自分の発した音や単語を繰り返す，社会的に受け入れられない（時にわいせつな）単語を繰り返し言う（汚言）	飛び跳ねる，腕をぶん回す，表情を変える，物のにおいをかぐ，飛び跳ねる，足を上げる，自分を叩く，自分を噛む

クがあり，複雑さの面から単純で意味のない一瞬で終わる断片的な動作を単純チック，一見目的があるように見えて長く続くものを複雑チックと呼ぶ（**表 4-1**）。

一般的には，チックは出現する前に前駆衝動と呼ばれる，何とも言えない違和感としてチックが生じる部位にかゆみやくすぐったさを感じ，その後チックが終わった後に何とも言えないほっとした感じを認めることがある[36)]。

幼少期ではチックが出たことに気づかなかったり，完全に不随意的なものとして出現したりすることが多いが，青年期や成人になると不随意的なものもあるが，随意的なものとして認識される部分も増えてくる。このため，前駆衝動が見られたときに随意的にチックの出現を止めることに成功することもあるが，逆に止めきれずに落胆してしまうこともある。この落胆が続けば，自己不全感につながることもある[37)]。

病因については，チック症は心因性と考えられてはいたが，トゥレット症での研究から遺伝的要因が強く示唆されたことから，生物学的な基盤があると考えられている[38)]。

チックは心因性ではないが，ストレスに反応するものだと考えられており，典型的にはストレスの強いライフイベントの後に増悪することが知られている[39)]。学校ではチックが目立たないのに家庭で増えるのはこのためである[39)]。

5-1

診断

診断は，チックの持続期間と種類により分類する。一過性チック症は，ほとんどが 3 歳から 10 歳の小児期にみられるもので，たいていは単純運動チックがまばたきや顔面，首に認められ，1 週間から 1 か月間，増悪と消退を繰り返す。慢性運動性あるいは音声チック症は，単純もしくは複雑運動チックが 1 年以上続くものであり，成人でも認められることがある。このチックは長期間持続するが，増悪と消退を繰り返すことが多い。

トゥレット症は，運動チックと音声チックを両方認めるものを言う。これらは，同時に認める必要はない。典型例では，一過性の単純運動チックで発症し，その後次第に長引くようになって生活に支障をもたらす。徐々に進行すると，複雑運動チックに移行していく。音声チックは運動チックの出現から通常 1 ～ 2 年後に出現し，たいていは単純音声チックであって複雑音声チックに移行することは比較的少ない[36)]。

トゥレット症はおおむね 4 歳から 6 歳の間に発症し，10 歳から 12 歳の間に最も重症の状態に達し，その後は青年期を通じて全体に重症度は下がっていく。多くの場合は，音声チックは稀なものになるか消失し，運動チックは数や頻度が減っていく。

頻度については，学童の 10 ～ 20%にチックの既往があるとされている[40)]。トゥレット症の有病率は 1,000 人中 5.6 人と推計された[40-42)]。

5-2

治療

基本は，家族と本人への心理教育，支持的な心理療法が主体となる。一過性チック障害では，心理教育を実施して家族と本人の不安を軽減させ，症状の経過を見ていくだけで軽快していくことが多い[38)]。本人には経過とともに徐々に軽快するものなので，過度に症状を意識しないように伝える。家族は家庭に原因があると思いこんでいる場合が多いので，自責的にさせないことが大切である。学校で症状が目立つ場合には教諭との連絡や指導も必要になる。慢性化した場合には，チックには前駆衝動があることから，認知行動療法が試みられている。

症状が重症であると判断される場合には，薬物療法が行われるが，日本では 2019 年 9 月現在，認可の取れた薬剤はないが，対症的に AD/HD 治療であるグアンファシンや，抗精神病薬であるハロペリドールやアリピプラゾールが用いられることがある。

参考文献

1) Charman T, et al. IQ in children with autism spectrum disorders: data from the Special Needs and Autism Project (SNAP). Psychol Med. 2011; 41: 619-627.
2) Koskentasusta T, et al. Risk factors for psychiatric disturbance in children with intellectual disability. J Intellect Disabil Res. 2007; 51: 43-53.
3) Penrose LS. The Biology of Mental Defect. Sidgwick & Jackson, 1963.
4) Maulik PK, et al. Prevalence of intellectual disability: a meta-analysis of population-based studies. Res Dev Disabil. 2011; 32: 419-436.
5) Roeleveld N, et al. The prevalence of mental retardation: a critical review of recent literature. Dev Med Child Neurol. 1997; 39: 125-32.
6) Simonoff E, et al. The Croydon Assessment of Learning Study: prevalence and educational identification of mild mental retardation. J Child Psychol Psychiatry. 2006; 47: 828-839.
7) McLaren J, et al. Review of recent epidemiological studies of mental retardation: prevalence, associated disorders, and etiology. Am J Ment Retard. 1987; 92: 243-254.

8) Mefford HC, et al. Genomics, intellectual disability, and autism. N Engl J Med. 2012; 366: 733-743.
9) Shin M, et al. Prevalence of Down syndrome among children and adolescents in 10 regions of the United States. Pediatrics. 2009; 124: 1565-1571.
10) Rutter ML. Psycho-Social Disorders in Childhood, and Their Outcome in Adult Life. J R Coll Physicians Lond. 1970; 4: 211–218.
11) Munir KM. The co-occurrence of mental disorders in children and adolescents with intellectual disability/intellectual developmental disorder. Curr Opin Psychiatry. 2016; 29: 95-102.
12) 中島洋子．精神遅滞．In: 山崎晃資ら（編）：現代児童青年精神医学．pp73-90. 永井書店．2012.
13) 山崎晃資．注意欠陥／多動性障害．In: 山崎晃資ら（編）：現代児童青年精神医学．pp156-170. 永井書店．2012.
14) Polanczyk G, et al. The worldwide prevalence of ADHD: a systematic review and metaregression analysis. Am J Psychiatry. 2007; 164: 942-948.
15) Faraone SV, et al. Molecular genetics of attention-deficit/hyperactivity disorder. Biol Psychiatry. 2005; 57: 1313-1323.
16) Stevens SE, et al. Inattention/overactivity following early severe institutional deprivation: presentation and associations in early adolescence. J Abnorm Child Psychol. 2008; 36: 385-398.
17) Valera EM, Meta-analysis of structural imaging findings in attention-deficit/hyperactivity disorder. Biol Psychiatry. 2007; 61: 1361-1369.
18) Barkley RA. Behavioral inhibition, sustained attention, and executive functions: constructing a unifying theory of ADHD. Psychol Bull. 1997; 121: 65-94.
19) Sonuga-Barke EJ. The dual pathway model of AD/HD: an elaboration of neuro-developmental characteristics. Neurosci Biobehav Rev. 2003; 27: 593-604.
20) Sonuga-Barke EJ, et al. Beyond the dual pathway model: evidence for the dissociation of timing, inhibitory, and delay-related impairments in attention-deficit/hyperactivity disorder. J Am Acad Child Adolesc Psychiatry. 2010; 49: 345-355.
21) Fair DA, et al. Atypical default network connectivity in youth with attention-deficit/hyperactivity disorder. Biol Psychiatry. 2010; 68: 1084-1091.
22) Bowlby J. Attachment and Loss, 2nd. Editon. Vol.1. Attachment. Basic Books, 1982.
23) Tizard B, Rees J. The effect of early institutional rearing on the behaviour problems and affectional relationships of four-year-old children. J Child Psychol Psychiatry. 1975; 16: 61-73.
24) Tizard B, Hodges J. The effect of early institutional rearing on the development of eight year old children. J Child Psychol Psychiatry. 1978; 19: 99-118.
25) Zeanah CH, et al. Reactive attachment disorder in maltreated toddlers. Child Abuse Negl. 2004; 28: 877-888.
26) Smyke AT, et al. A randomized controlled trial comparing foster care and institutional care for children with signs of reactive attachment disorder. Am J Psychiatry. 2012; 169: 508-514.
27) Kreppner J, et al. IV. Developmental course of deprivation-specific psychological patterns: early manifestations, persistence to age 15, and clinical features. Monogr Soc Res Child Dev. 2010; 75: 79-101.
28) O'Connor TG, Rutter M. Attachment disorder behavior following early severe deprivation: extension and longitudinal follow-up. English and Romanian Adoptees Study Team. J Am Acad Child Adolesc Psychiatry. 2000; 39: 703-712.
29) Muris P, Ollendick HT. Children who are anxious in silence: A review on selective mutism, the new anxiety disorder in DSM-5. Clinical Child and Family Psychology Review. 2015; 18; 151-169.
30) Kristensen H. Selective mutism and comorbidity with developmental disorder/delay, anxiety disorder, and elimination disorder. Journal of the American Academy

of Child and Adolescent Psychiatry, 2000; 39; 249-256.

31) 久田信行ら．場面緘黙（選択性緘黙）の多様性－その臨床と教育－．不安症研究. 2016; 8; 31-45.

32) Cohan SL, et al. Practitioner Review: Psychosocial interventions for children with selective mutism: a critical evaluation of the literature from 1990-2005. Journal of child psychology and psychiatry, and allied disciplines. 2006; 47; 1085-1097.

33) Dummit ES, et al. Fluoxetine treatment of children with selective mutism: an open trial. Journal of the Academy of Child and Adolescent Psychiatry. 1996; 35; 615-621.

34) Remschmidt H. A follow-up study of 45 patients with elective mutism. European Archives of Psychiatry and Clinical Neuroscience. 2001; 251; 284-296.

35) Steinhausen HC, Juzi C. Elective mutism: an analysis of 100 cases, Journal of American Academy Child Psychol Psychiat. 1997; 38; 257-267.

36) Leckman JF, et al. Phenomenology of tics and sensory urges. In; Tourette's Syndrome eds. Martino & Leckman), pp3-25, Oxford University. 2013.

37) 松田なつみ．トゥレット症候群のチックへの自己対処の機能と対処の生じる文脈—半随意的な症状にいかに対処していくのか—発達心理学研究．24; 250–262, 2013.

38) 金生由紀子．チック障害，トゥレット障害．In: 山崎晃資ら(編)：現代児童青年精神医学，pp187-195，永井書店，2002.

39) Leckman F, Bloch M. Tic Disorders. In: Rutter's child and adolescent psychiatry 6th Edition, pp757-774. Wiley Blackwell, 2015.

40) 太田昌孝，金生由紀子．経過から見た Tourette 症候群の臨床特．精神医学．1997; 39; 1252-1264.

41) Khalifa N, von Knorring AL. Prevalence of tic disorders and Tourette syndrome in a Swedish school population. Dev Med Child Neurol. 2003; 45: 315-319.

42) Khalifa N, von Knorring AL. Tourette syndrome and other tic disorders in a total population of children: clinical assessment and background. Acta Paediatr. 2005; 94: 1608-1614.

第5章

心理的発達の障害
〜自閉スペクトラム症，学習症

はじめに

心理的発達の障害に含まれる疾患群の中で，公認心理師として実臨床で担当する頻度が高いのは，自閉スペクトラム症（広汎性発達障害，アスペルガー障害など）と，限局性学習症（学習障害）であろう。これらは注意欠如多動症（注意欠陥多動性障害）や運動障害と合わせて，発達障害と称される。

自閉スペクトラム症（autism spectrum disorder; ASD）は有病率1.5％でうち知的障害を伴うものが0.3〜0.5％とされ，男女比は4 : 1と男児に多くみられる。きょうだいが同じようにASDを持つ確率は2.9〜6.0％，一卵性双生児での一致率（ASD患者において，双子の兄または弟もASDである確率）は70〜92％，二卵性双生児では1〜10％と報告されている。このことから，ASDの罹患について遺伝要因だけでは説明ができず，環境要因も関与していると考えられ，その両要因の相互作用が重要であることが想定されているが，いまだその病因ははっきりしていない。近年ASDの罹患率が増えていることが報告されており，診断閾値が下がっている影響や知名度上昇に伴う受診閾値が下がっている影響（どちらも見かけ上，診断を受けたASD患者が増加する），父親の高齢化など様々な要因が関連性を示唆されているが，以前その主たる原因については不明な点も多いため，今後も増加傾向が続くかどうか，経過の十分な予測は困難である。

限局性学習症では，全般的な知的発達には問題がないのに，読む，書く，計算するなど特定の学習能力だけが自然には獲得できず，学校生活上で困難を感じてしまうものを指す。有病率は，診断方法やスクリーニング方法にも異なる報告がなされているが，おおよそ2〜10％と見積もられており，読みの困難は，男性で女性より多く認めることが報告されている。

I

自閉スペクトラム症

自閉スペクトラム症の症状としては，①コミュニケーションや社会性の問題，②想像力の問題，③その他の特有な症状，が代表的かつ特徴的である。こういった特性が，時期によって異なる表現型で顕在化する。このため，典型的な経過を知っておくことは，その時期に必要な支援を検討する上でとても重要である（**表 5-1**）。

表 5-1　DSM-5 と ICD-10 における広汎性発達障害および学力・特異的障害の対応表

ICD-10	DSM-5
F84: 広汎性発達障害 F84.0: 小児自閉症 F84.1: 非定型自閉症 F84.2: レット症候群 F84.3: 他の小児期崩壊性障害 F84.4: 知的障害と常同運動に関連した過動性障害 F84.5: アスペルガー症候群 F84.8: その他の広汎性発達障害 F84.9: 広汎性発達障害，特定不能なもの	自閉スペクトラム症 （autism spectrum disorder; ASD）
F81: 学力の特異的障害 F81: 学力の特異的発達障害 F81.0: 特異的読字障害 F81.1: 特異的書字障害 F81.2: 特異的算数能力障害 F81.3: 学習能力の混合性障害 F81.8: その他の学習能力の発達障害 F81.9: 学習能力の発達障害，特定不能のもの	限局性学習症 （specific learning disorder; SLD） 読字の障害を伴う 書字表出の障害を伴う 算数の障害を伴う

I-I

症状について

1. コミュニケーションや社会性の問題

冗談や比喩，皮肉の理解が困難で，字義通りに受け取ってしまうことが多い。また言葉遣いが場にそぐわず丁寧過ぎたり，表情変化に乏しく気持ちの込もらない話し方になってしまったり，他者の表情から意図を読み取ることが難しかったりするため，特に同年代とは会話が成立し辛く，年長者の配慮が必要なことも多い。指示内容の理解が難しく，話を聞いていないようにみえる。本人の興味関心のあることを一方的に話したりすることもみられる。

ルールの理解が時として難しく，学校や幼稚園などで周囲の行動についていけないことも多い。周囲の空気を読むのが難しくて，場にそぐわない発言をしたりしたことによって，孤立してしまうことも多い。他者に共感することに困難があり，他者への関心も薄い。他者の気持ちや意図を理解するのが苦手で，他者からの働きかけを嫌がるものも多い。

2. 想像力の問題

周りが驚くほど熱中すること，固執しているお決まりの言動に強くこだわること，想像的に考えたり遊ぶ能力が制限されること，ある場面で用いることのできた能力を別の場面では，利用できないことがよくあることなどから明らかになることが多い。こだわりに関連する行動としては，物の位置を変えることや服を替えること，スケジュールを変更することを受け入れないといった「変えない」行動，始めてしまった遊びや活動を外からの声かけや周囲の状況に合わせて中断することができないといった「やめない」行動，はじめての場所に行くことを拒んだり，慣れていないトイレが使えなかったり，新しい食べ物が食べられなかったりするような「始めない」行動などが挙げられる。

また，抽象的な事柄や概念を想像したり，それに基づき理解したりすることが困難である。視点を切り替えて，相手の立場に立って考えることも難しい。『暗黙の了解』の理解と実用は難しいため，周囲との会話についていくことが難しくなる上に，そもそも常識がないひと，または常識自体を知らないひと，と思われやすいところがある。

3. その他の特有の問題

感覚過敏や鈍感さ（音や痛みや触覚などの感覚が敏感，または鈍感），認知心理特性のばらつき（学習能力でも，計算力など一部の能力が特別得意だったり苦手だったり），こだわり（変えない，やめない，はじめない，など）などがある。感覚過敏や鈍感さについては，騒がしいところにいると落ち着かなかったり（聴覚），服のタグを嫌ったり締め付けの強い服を着たがらなかったり，だっこされることを嫌がったり（触覚），といった特徴を家族によって認識されていることが多い。さらに情報の選択性にも特徴があり，聞きたいひとの声だけを雑音から取り上げることが苦手であることが知られる。さらに自身の経験や知識の汎化，概念化も困難であることが多い。また幼少期，思春期，成人期を問わず，睡眠の問題を抱えるものも多い。また時間の流れや区切りを認識することが苦手なため，スケジュールを前もって伝える，一見してわかるように伝え方や表示の仕方にする，などの工夫が必要である。

経過について

典型的な経過としては，まず乳児期に，視線を合わせない，泣かない，笑わない，指さしをしない，母親の後追いをしない，ほかの子どもに関心がない，抱き心地が悪い，などの様子がみられる。2歳頃より言葉の遅れなどの言語面の特徴が目立つ。同時期には遊び方も独特で，一人遊びが多く集団行動が苦手で，おもちゃを全部横に並べたり，ずっと何かを回し続けたり，と他の子どもと異なる様子に気付かれることが増える。

その後，ものや状況，やりかた，食べ物などに対してこだわりの傾向がみられ，同一性保持（パターンが変更されることを極端に嫌がる）が出現するようになる。はじめての物事や場所，決定された予定の変更は苦手で，自分の思い通りに行かなかった場合には，パニックになることもよくみられるようになる。逆に，電車や昆虫，アニメなど，自分の興味関心があることには何時間でも集中して勉強して，○○博士と呼ばれるほどの詳細な知識を持つことも多い。この頃には状況把握やルールの理解の苦手さのために，周囲と同じ行動を取ることが難しいことが目につくようになってくる。同時期に，言語面でもオウム返しや大人びた難しい言葉使い，場にそぐわないような発言などが聞かれる。

就学後は，学習面でのつまずきに加えて，コミュニケーションの苦手さを背景にした社会的相互交流の困難が顕在化しやすい。具体的には，他者の声の調子や表情，ジェスチャーから他者の意図を判断することや，言葉から言外の意味を汲み取ること，ほのめかしや皮肉の理解が苦手で，結果的に他者の言葉を字義通りにとらえてしまう。自分から言葉以外のコミュニケーション方法を用いることも難しい。また状況把握の苦手さか

症例 1

23歳，男性。「自分は発達障害ではないか」と疑って受診した。職場では何度も同じミスを繰り返してしまい，職場の上司から精神科受診を勧められたとのことだった。抑うつ症状や不眠を認め，それによって作業効率がさらに低下し，悪循環となっていた。親と面談し幼少期の頃の様子を聴取したところ，明らかな言語・運動発達の遅れは特に指摘されなかったが，乳児期よりこだわりが強く電車の名前に詳しかった。以降も興味があることに熱中し同じことばかりやり続けるところがあり，周囲からはよく「変わっている」と言われた。対人交流は活発なほうではないが本人は問題視しなかった。WAISでは言語性IQが動作性IQと比較して有意に高く，下位項目のばらつきも顕著であった。自閉スペクトラム症と診断，本人に特性についてフィードバックし，さらに産業医と連携して，より本人が力を発揮しやすい職場環境，職務内容となるよう配慮を依頼した。その後は，同僚や上司が業務内容やその進捗に配慮してくれるようになり，無為に叱責されることが減った。結果，本人もおどおどしなくなり，自信を持って仕事できるようになったため，ミスも減り仕事に充実感が感じられるようになった。

ら，思っていることをすぐに口に出してしまうため，結果的に友人関係をうまく築き，発展させ，維持することが難しく，孤立したりしがちになる。そういった人付き合いにおける特徴を端的に言うなら，「周囲から浮いてしまう」ことである。小学生頃には社会的に孤立していても孤立に無関心だったとしても，やがて高校生や大学生になると徐々に気になってくる，という状況もよく経験される。

また他者の接近や要求に苦痛を感じるものも多く，「挨拶をしなさい」「言葉使いに気をつけなさい」などの社会的要求に苦痛を感じることもよくみられ，時として訂正することが難しい。対人関係に関連したこうした社会的行動は，定型発達の子どもたちにおいては幼児期，学童期に急速に獲得されるが，自閉スペクトラム症の子どもたちにおいては適切な支援と十分な時間が必要である。

その後の経過や予後としては，知的能力の程度やコミュニケーション能力の程度，受けてきた支援によって異なる。知的能力に問題を認めない場合は，適性を活かす形でうまく適応し，就労を長期に渡り続けられる場合も多いが，なかなか周囲の理解が得られず転職を繰り返してしまうこともある。

2 限局性学習症

限局性学習症（学習障害）は読字，書字，算数のいずれかの機能が特異的に障害されて困難がある病態をいう。全般的な知的発達には問題がないのに，読む，書く，計算するなど特定の事柄のみが難しい状態を指し，学業成績や日常生活に困難が生じる。いくつかの学習障害を同時に認めることも多い。実生活では，読字，書字，算数の能力をより高く要求される小学校２～４年生頃に，成績が低下することや本人が授業についていけないことなどから明らかになる。結果として，学業に意欲を失い，自信をなくしてしまうことも多くみられるため，積極的な支援が必要である。時に，故意にサボっているように見えてしまうことがあるため，教師や同級生から叱責されたり揶揄されたりすることも多く，結果として二次障害として不安や抑うつなどの精神症状，頭痛や腹痛などの身体症状を抱えることがある。また，AD/HD を併存症として持つことが多いことが知られている。

読字の障害は，単語の理解や発音が難しく，結果的に文章を読むのに時間を必要とし，かつ不正確になってしまう特徴を持つ。視覚認知に困難があるタイプと，書かれた文章の理解に困難があるタイプがあるとされる。書字の障害では，漢字や平仮名を正確にかけなかったり，文字自体の形状を覚えられなかったりするような，視覚認知に問題がうかがわれるタイプに加え，文法構造や句読点の理解が難しく，短文であっても文章の構成がうまくいかなくなるなど，文章を書くことに困難を抱えるタイプがある。算数の障害では，数字の概念の理解ができず，読んだり記憶したりことが困難で，簡単な計算にも時間がかかり不正確になってしまう特徴を持つ。低学年時は指を使って数えたり丸暗記したりすることでなんとか乗り切っていても，より内容が抽象化，複雑化する学年になると付いていくことが難しくなる。

3
診断

自閉スペクトラム症は，持続する社会的コミュニケーション，および興味の限定・常同行動から診断される。かねては小児自閉症，アスペルガー障害，小児期崩壊性障害，Rett症候群と呼ばれていたものが，2013年のアメリカ精神医学会によるDSM-5の発行に伴ってASDという単一の疾患単位にまとめられ，大分類「神経発達症」の中に含まれている（**表5-1**）。2018年に世界保健機構（WHO）により発行されたICD-11では，6A0群に神経発達症が位置づけられており，現在F7群である知的障害，F9群であるAD/HDやチック症がすべて包含され，DSM-5と同様の構造となっている。さらに，これまではASDの主症状を，①コミュニケーション障害，②社会性障害，③興味の限局と常同的／反復的行動の三つとし「三つ組」の障害と呼ばれていたが，DSM-5では，①社会性とコミュニケーションの障害（A項目），②興味の限局と常同的／反復的行動（B項目），の二つの項目にまとめられた。さらに，症状が発達早期に存在していること（C項目），症状は社会面や職業面，その他の重要な機能において臨床的に重要な障害を引き起こしていること（D項目）により診断される。社会や統合失調症や強迫症，社交不安症，パーソナリティ上の問題との鑑別診断が問題となるが，このため確定診断には生育歴の聴取が必須である。

生育歴については，養育に関わっていた家族から聴取することが望ましい。幼少期のエピソードが重要であるが，本人からの情報では客観性を欠くからである。加えて，言語発達や運動発達の遅滞の有無やその特徴など，本人から聴取することが困難な項目が主となるためである。聴取に際しては，十分記憶していない家族も多いため，母子手帳や成績表，幼少期の絵画や作文などを，保管していれば持参してもらうことが助けとなる。幼児期や学童期に受診した場合には，幼稚園や保育園，学校，学童保育の先生からの情報も有用であるため，本人と家族の同意のもと連携を行っていくことが望ましい。

またDSM-5への大きな変更点として，注意欠如多動症（AD/HD）の併存が認められるようになったことが挙げられる。多動や衝動性は，特に幼少期にはASDとAD/HDのどちらでもよく認める症状である。多動や衝動性があると，ASDの社会性やコミュニケーションの問題，想像力やこだわりなどの問題が目立たずに見逃されがちなため，注意が必要である（コラム参照）。

診断の補助には心理検査を用いる。15歳以下はWISC-Ⅳ，16歳以上ではWAIS-Ⅲを実施し，知的障害の有無について明らかにするとともに，下位項目のばらつきについて検討する。Autism Quotient（AQ）は成人用，児童用があり，スクリーニング目的で用いられる。知的障害の合併のない7～16歳のASDのスクリーニングには，The High-Functioning Autism Spectrum Screening Questionnaire (ASSQ)も有用である。また診察場面における行動評価には，小児期を対象に実施するThe Childhood Autism Rating Scale（CARS）や1歳以上を対象に実施されるAutism Diagnostic Observation Scale Second Edition (ADOS-2)が用いられる。また社会機能の評価には対人応答性を測定するSocial Responsiveness Scale Second Edition（SRS-2）が，反復的行動の評価にはRepetitive Behavior Scale-Revised（RBS-R）がそれぞれ用いられることがある。AD/HDの併存が疑われるような多動や衝動性，不注意がみられるケースでは，5～18歳ではAD/HD Rating Scale- Ⅳ (AD/HD-RS-Ⅳ)，6～18歳ではConners 3rd Edition (Conners

コラム

ASDとAD/HDでみられる「多動，衝動性」の違いについて

幼少期にはASD，AD/HDどちらの疾患においても多動，衝動性を認めることが多い。また両疾患の合併例も少なくないため，より一層区別が困難となっている。しかしその衝動的な行動の原因は，両疾患で異なっているため，詳しく状況を検討することで，どちらに由来するものか目星をつけることは可能である。

「ASD，AD/HDそれぞれの特徴」

① AD/HD

状況は自分でも十分わかっているが，やめられない。外の出来事に衝動的に反応してしまうことにより多動となる。感情のコントロールがうまくいかないことも修飾し，結果的に周囲からみて奇異にみえる行動をとってしまう。

② ASD

なぜ今の状況でその行動を取ってはいけないのか，自分では認識できていないことが多い。周囲の状況が適切に読みとれていないため，周囲からみて奇異にみえる行動をとってしまう。

両者を見分けるためには，本人が自ら話せる年代，かつ話せる発達段階なら，行動や情動面が落ち着いてから本人にどうしてそのような行動を取ったのか尋ねることが有効である。そうでない場合は，実際に行動開始を観察していたものから詳しく情報収集することが，行動モデルを推定するために必要不可欠である。本人に尋ねる際には，隠さず真実の体験を話してもらえるように，くれぐれも詰問調にならないよう，注意が必要である。

3), 18 歳以上では Conner's Adult ADHD Rating Scale（CAARS），Adult ADHD Self-Report Scale（ASRS）を実施して診断補助を行う（2019 年 4 月現在）。

学習障害は，知的障害や明らかな視覚障害，聴覚障害がないにも関わらず，知的能力から期待される能力が学習上の特定の分野で獲得されていない状態であり，読字や書字，算数のいずれか，またはそのうちの複数の領域で処理能力が発揮できず，課題達成に困難を抱える。質的な能力低下ではなく量的な能力低下であり，他の能力と比較してその能力だけの正確性やスピードが低下していることをもとに診断される。小学校 2, 3 年では 1 学年以上の遅れ，小学校 4 年生以上では 2 学年以上の遅れがあることを基準とする。診断補助目的の心理検査として，5 歳から中学生まで実施可能な Pupil Rating Scale Revised（PRS），2 歳 6 か月から 18 歳 11 か月まで実施できる Kaufman Assessmcnt Battery for Children Second Edition（KABC-Ⅱ），小学生から中学生までに適用される Learning Disabilities Inventory- Revised（LDI-R）が用いられる。

4
治療

現代の一般精神医療においては薬物療法が治療の中心的役割を担っているが，ASD に直接的に作用する薬はいまだ開発されていない（2019 年 4 月現在）。ASD に対する介入方法としては，①心理社会的支援としての環境調整，②社会適応のための療育，③二次的障害に対する補助手段としての薬物療法，が治療・支援として実践されている。

4-1
心理社会的支援としての環境調整

心理社会的支援の基本としては，本人の特性を知り，その力を伸ばせるような構造を目指すことである。具体的な配慮の方法としてまずあげられるのは，予測しやすい環境である。言葉だけでなく文字（年少の場合は絵や写真）で伝えるのが効果的であり，スケジュールも明示的に予告することが重要である。さらに，余分な刺激の少ない静かな環境の方が本来の能力を発揮できるため，可能な限り，安全で穏やかな環境を提供することが望ましい。間違いの自覚や行動の修正が必要な場合にも，大声で叱ったりすることは，「しかられた」「拒否された」という感覚だけを残してしまい，肝心の伝えたいメッセージが残らないため逆効果である。またルールや指示を伝える必要のある場面では，内容を誤解のないように簡潔明快に，かつポジティブに伝えることが重要である。これはルールの理解に難しさがあるためであり，本人が指示を聞いた際に自身が否定されたと思わないように，伝え方に工夫と配慮が必要である。小学校時に教師に叱られたことが成人になって鮮明によみがえり，情動不安定や行動化につながったりすることもよく経験されるため，現在だけでなく未来のためにも配慮する価値は大きい。求められる環境への適応に困難を抱える際には，こだわりが抵抗につながっていることも多いが，本人のもつこだわりや関心事は，矯正するよりは可能な限りは何かに活かせるようにしていくほうが望ましい。具体的な手法としては，電車に強い関心があれば，駅名から漢字の読み書きを覚えたり，路線図から地理的な位置関係を把握したり，電車の構造から機械や科学の勉強につなげたり，などが挙げられる。その他の特徴として，時には大人を試すような行動を取ることもあるが，往々にして故意ではなく，周囲が困るということ自体が認識できていないことが原因であることが多いため，支援者はあまり気持ちを乱されず冷静に対処することが望ましい。上記のような柔軟な支援方法を通して，長所や努力を見つけてほめることでさらに適応的な行動を強化していくとともに，自尊心や自己効力感を回復する関わりを行っていきたい。ただでさえ失敗体験が多く，自身に対して否定的になりすぎる傾向があり，低い自己肯定感が背景にある状況では，周囲からのアドバイスや支援も素直に受け止めることが難しい。

4-2

社会適応のための療育

幼児期など比較的早い時期に特性が顕在化し，診断された場合には，個別や小集団における療育を受けることによって，コミュニケーション能力の発達，およびその背景に基づく社会適応力の向上が期待される。療育の環境は本人への負荷が実生活に比べると小さい場所であり，また本人自身もコミュニケーションが取りやすくなっていくことを実感できるため，その場所を経験することにより，新規場面への不安の軽減にも繋がると考えられる。またこれにより，集団活動への抵抗感が低減され参加意欲が高まることも，合わせて期待される。言語的なコミュニケーションに頼りすぎず，視覚的な手がかりを増やすなどの環境面の工夫をすることにより，子どもの気持ちは安定しやすくなる。早期に発達障害の特性に気付き診断に至ることは，専門家の支援の下で，親が子どもを誤解なく理解して，成長をありのまま見守っていく上で価値が大きい。療育の導入を検討する上でも，事前に環境調整を試みることは極めて重要であり，そのために検査や診断につながった困難が顕在化する直前に，きっかけとなるような誘因や生活上の大きな変化についての聴取は忘れずに行っておきたい。また本人の特性については，医療機関や教育機関，支援現場だけで用いるのではなく，成長を通してそばにいる親がその理解を深めていくことが有用である。これにより幼稚園から小学校への進学や引っ越しなど，環境が大きく変化しても継続的な支援を実践していくことにつながりやすい。小学生時や中学生時には，特別支援学級や通級指導教室を利用して支援を受けることが有効な選択肢になるが，高校生以上では支援がやや手薄になってしまうのが現状である。成人では，発達障害者支援センターなど，特性支援や認知リハビリテーションを行っている施設も昨今は都市部を中心に増加しており，問題解決能力や対人関係能力，ストレスコーピング能力を高めるために有効に用いられている。

4-3

薬物療法

薬物療法については，先般述べた通りASDに直接的に作用する薬は現存しない。不安や不眠などの随伴症状や，うつ病などの二次障害に対してはそれぞれの標的症状を改善する目的で，抗不安薬や抗うつ薬などが利用される。非定型抗精神病薬は，情動不安定や睡眠障害，常同行動，自傷行為がある際には検討される。攻撃性や衝動性に対しても効果を挙げることが報告されている。数ある非定型抗精神病薬のうち唯一，アリピプラゾール（エビリファイ®）は「小児期の自閉スペクトラム症に伴う易刺激性」に対して保険適応を取得している。抗うつ薬は抑うつや焦燥感，こだわりや強迫症状などが顕著な場合に利用が検討される。またAD/HDとの併存を認める症例においては，AD/HD症状の改善を目指して各種AD/HD治療薬の利用が検討される。2019年3月時点では本邦では，メチルフェニデート（コンサータ®），アトモキセチン（ストラテラ®），グアンファシン

症例 2

9歳，男子。1学期は特に問題がなかったが，夏休み明けからすぐ友人とけんかになるなど，対人トラブルが多くなった。担任教諭が本人を指導しても返事も反省もせず，どんどん行動がエスカレートしていた。友人が気付かず落とした消しゴムを，拾って自分の筆箱に片付け，その友人が気付いて必死に探していても関係ないかのように返そうとせず，翌日なぜか持っているのを問い質されても，頑に自分のものだと主張した。担任教諭と養護教諭の勧めで精神科外来を受診した。運動発達は遅れを認めなかったが，3歳まで言葉が出なかった。幼少期から会話内容の理解が苦手で，他の子たちとうまくコミュニケーションが取れず，1人で遊ぶことが多かった。人ごみでは耳を覆って動けないこともあった。就学前には言葉の支援教室に通っており，当時「特性があるかも」と言われたが，受診することはなかった。WISCなど心理検査を実施，総合的に自閉スペクトラム症と診断した。家族と学校と，本人の得意不得意について情報共有し，どうして悪循環になっているか分析した。ほめる，刺激を減らす，などの特性に応じた対応で，落ち着きを取り戻し，友人との衝突回数も減って，クラス全体に笑顔が増えた。

（インチュニブ®）の3種類が保険適応を取得している。

限局性学習症に対しては，実生活の改善のためには教育的な関わりが重要であり，それぞれの苦手な領域に応じて柔軟な支援が必要である。具体的な方策としては，読字に困難を抱える場合には，文字を大きくした文章を用いて指でなぞりながら読んだり，書字が困難な場合にはノートのマス目のサイズを大きくして枠におさめやすくしたり，計算が困難な場合には認識しづらい抽象的な内容を極力可視化したりする，などが有効である。ASDの支援と共通して重要視されることは，親が誤解なく本人の状態や困難を理解し，それをもとに教育機関と協力して情報共有するとともに，適切な支援の方法を模索していくことである。

5
経過，本人・家族への支援

ASDをもつ本人，家族に対する支援は，本人のライフステージや置かれた環境，個々人のニーズに応じて異なるものとなる。限局性学習症に対する支援としては，本人がその時点で抱えている困難に重点を置いた特別支援教育，または個別的な関わりが有効である。発達特性を持つ方への支援目標として，共通して重要視されるのは，家庭内環境および社会環境への適応性の向上である。すなわち，日常生活の困難感の減少，持てる能力を置かれた環境で最大限発揮できるようになること，その結果として当事者，家族の生活の質が向上することである。

本人を支援する上で支援者側が行う準備としては，まず相手らしさ（特性）を理解することがあげられる。そのためにも，疾患についての基本的知識を持つことが有効である。その上で本人らしさ，すなわち実生活でどのように発達障害の特性が目立っているか，そしてそれがどのように社会生活を妨げているのかについて理解するべく，本人の持つアンバランスに目を向ける。いざ状態が把握することができ，実際に支援を検討していく上では，本人のもつ「外界との関わり方」の特徴，定型発達のものとの違いを認識しておくことが鍵となる。すなわち自分自身の捉え方と相手の捉え方は異なる，という前提を持つことが重要である。同じ情報を見聞きしても，同じ内容を受け取ると限らないため，どのような認識や理解でいるかその都度確認をしていくことが必要で，うまくいかないときにはその視点に立ち返ることがより適切な支援に辿り着く一助となる。支援を行っていく上では，得意を伸ばす視点に立ちつつ，苦手の自覚を促すことを意識したい。また，本人の困難に対して最も有効な介入方法が「本人に対する心理的介入」とは限らないため（たとえば家族に対する疾患教育など），より適切な支援が想定できる場合には，その都度適切な支援機関および専門家と連携していくことが重要である。年齢が上がると，インターネットなどで自己診断して支援を求めてくることも多くなるが，幼少期の客観的な情報が診断に必須であることを忘れず，安易な先行診断に振り回されず，客観性の高い情報に準拠してきちんと本人を見つめ直す視点が支援者には強く求められる。

具体的な支援方法としては，時間的および空間的な「構造化」が有効である。変化の小さく安心できる環境は本人の能力を最大限に引き出すことができる。スケジュールも可視化し，急な予定変更をできるだけ避けることも有効である。こういう手法を取ることで，不安になり辛い環境を提供することができ，結果としてパニックになる事態を回避できることにつながる。なんらかのトラブルが発生した場合の対処方法としては，本人が安心できる環境を保証，提供することが重要である。対処方法の実践としては，負担になるような苦手な刺激が少ない環境を用意すること，その場所や使用時間などについて具体的で理解しやすい形で情報提供すること，安心して過ごせる環境であることを明示的に保証すること，などがあげられる。わからないことや苦手なことに周囲が気付いてさりげなく支援することによって，本人が周囲の支援を実際に体験して支援への期待感につながるような環境整備を行っていきたい。

家族に対する支援を行う前提として，主たる養育者・支援者である家族の物理的，心理的負担は大きいこと，また自身のサポートや教育が適切かどうか不安も大きいことは理解しておきたい。介入時には，現時点での養育者の認識や受容段階を把握することが求められる。現在の関わり方に対してアドバイスを求められた際にも叱責や「頑張れ」は原則的には避け，これまでの努力をよくねぎらう。一方的な指示や指摘は控え，客観的な情報を伝えることを中心にしたい。疲弊が見られる場合には，空間的・時間的に少し距離をとることも肯定しそのための具体策を一緒に考えるなど，負担に寄り添い家族の力が維持されることを重視する。孤立無援だと感じている家族も多く，その状況への理解と共感が重要である。家族自身が，自分のありかたや支援の行い方について誤解して，柔軟に行動や判断ができなくなっていることもよく見られる。たとえば家族側の関わり（過度の叱責など）によって本人の行動パターンが悪循環になってないか，という視点を持ってもらうことなどを通して，第三者の客観的視点の重要性に気付いてもらい，ひとりで抱え込まないような構造にすることが大切である。

支援を実践する際には，中長期的目標として，発達特性を「才能」として捉えて，いかにその特徴を活かした社会適応につなげていくか，想像力を持っておきたい。たとえばASDを例に挙げると，社会性の問題として，共感や人付き合いが苦手とされる点については，自由な発想や縛られない生き方，やりたいことをやり遂げる行動力，人に流されず一人でも自分の意思で行動できる長所，と捉えることもできる。コミュニケーションの苦手さとして，言外の意味を汲み取ることが苦手な点については，実直さ，裏表のなさ，興味のあることに物怖じせず発言できる積極性，独自の感性に基づく独創性，として集団内でもその価値を活かしていくことができる。想像力の困難さとして，興味の偏りや融通のきかなさについては，定常作業を正確に緻密にこなす能力，興味のあることに発揮される優れた集中力，反復作業や単純作業を厭わない継続力，としてポジティブに捉えることができる。こうして本人の優れたところに目を向けて力を伸ばしていくことが重要であるが，その上での注意点もいくつか挙げられる。まずは本人と周囲の子どもたちの安全が第一ということである。危険性予測のため本人の持つ特性の理解は不可欠である。また，本人の困りや気付きに合わせてサポートすることも，成長には重要である。せっかく質の高い支援を提供しても，周囲の認識主導で進めてしまっては，本人がつまずいてしまうことも多いため，理解度や状態には格別な配慮が必要である。また自己肯定感が低下すると，自身を守るため防衛反応を発揮するので精一杯になって，新規情報が入らなくなってしまいがちであるため，自己肯定感を高められるような関わりが求められる。以上のような内容を背景に，興味・関心を大切にしながら，強みを伸ばすアシストを臨機応変に行っていきたいところである。本人の興味関心と合致すれば，医療も含めた資格を要する仕事も，大きな選択肢のひとつとなるであろう。

学校との連携，福祉機関との連携も支援の重要な一角を占める。これは他者から症状が見え辛い，精神疾患全般について言えることだが，発達障害に対する支援では特に有効性が高いと考えられる。有効な連携を実践するためには，本人の特性や心理社会的背景，家族の受容段階や心理状態の共有を背景として，各業種の専門性を活かして，発達特性に配慮した連携体制を目指すことが重要である。この目的のためには，実施した心理検査結果や診療情報の共有が有効なことも多いが，その際に本人や家族が置き去りになることは最も避けるべきである。本人に利を成すという前提条件で，本人と家族の同意のもとで，進捗を報告しながら連携を進めていく姿勢をみせることこそが，本質的に価値のある連携の実践につながっていく。

参考文献

市橋秀夫．心の地図 ―こころの障害を理解する―（上），星和書店，1997.

第6章

神経症性障害，成人のパーソナリティ障害

I

神経症性障害，ストレス関連障害および身体表現性障害

神経症（neurosis）という病名は18世紀後半にスコットランドの医師カレン（Cullen W）によってつくられた造語であり，当初は脳神経系が関与する症候群の総称として用いられていた。その後，米国の神経科医ベアード（Beard GM）は神経機能が消耗されるためにさまざまな症状が生じている状態を神経衰弱（neuroasthenia）と呼んだ。19世紀後半，ウィーンの精神科医フロイト（Freud S）は神経症を「現実神経症」と「精神神経症」の二つに大別し，前者には「不安神経症」「神経衰弱」「心気神経症」が，後者には「ヒステリー」「強迫神経症」「自己愛神経症」が含まれるとした。後者は心的なもの，すなわち無意識的葛藤によって症状が形成されるとし，精神分析によってその葛藤が解決されると症状は改善するとした。フロイトが特にヒステリー研究から無意識の概念および精神分析療法を確立するに至ったことは，この後の精神医学に新時代を開くほどの意義を持っていたといえよう。しかし米国精神医学会の公式診断基準であるDSM-Ⅲ（1980）が発表されて以降，「神経症」という病名は国際的診断分類では使用されなくなった。その理由としては，神経症に対してフロイトの提唱する精神分析療法の有効性が十分に実証されなかったことがあげられる。DSM-IIIでは治療上さしたる有用性を持たない「神経症」というカテゴリーは解体され，病名は疾患ごとの症候の類似性によって「不安障害」「適応障害」「解離性障害」「身体表現性障害」に分けられることになった。このDSM-Ⅲの分類はICD-10（1990）のF4「神経症性障害，ストレス関連障害，および身体表現性障害」の大分類にも引き継がれている。さらにICD-11（2018）では神経症性障害（neurotic disorder）という表現もなくなり，神経症という言葉は公式診断基準から完全に削除されることとなった。

以下，ICD-10に沿って「神経症性障害，ストレス関連障害，および身体表現性障害」の各疾患について説明する。

恐怖症性不安障害

この疾患群の特徴は，現在危険でない限定された状況において不安が誘発されることである。広場恐怖，社会恐怖，高所恐怖，閉所恐怖などがあるが，ここでは精神科臨床で扱うことの多い広場恐怖と社会恐怖について取り上げる。

広場恐怖／広場恐怖症は自分を制御できなくなるような症状（嘔気など）が起こったときに，逃げることが困難もしくは助けが得られないかもしれない様々な状況について，不合理かつ顕著な恐怖を抱くことである。“広場”とは駅や映画館，雑踏などの人々の集う場所からバス，電車，飛行機など，閉じ込められ逃げ出すことが困難な状況まで，広い範囲を含む。患者は恐怖を回避し，時に外出も困難となり，社会的機能は著しく障害される。

日本での生涯有病率は0.2%，12か月有病率は0.1%とされる。性比は1:2で女性が多い。

病因・病態については不明な部分が多いが，病態に関与する生物学的要因は後述するパニック障害に準じるものと推定されている。気質要因として不安への過敏さや否定的感情が，環境要因としては小児期の否定的出来事や過保護などが挙げられている。

治療はパニック障害に準じる。

社会恐怖／社交不安症／社交不安障害は他の人々から注視される恐怖のために，社会状況（人前で話をする・食事をする・字を書く・人に意見を述べる・パーティーなど）を回避するようになる。このような状況に曝露されると不安や恐怖が惹起され，様々な不安反応（動悸，震え，紅潮など）が生じる。恐怖・回避・予期不安のために社会機能・対人関係が著しく障害される。DSM-5では，行為状況のみに恐怖・不安を感じるものを「パフォーマンス限局型」と特定する。リーボヴィッツ社交不安評価尺度（Liebowitz Social Anxiety Scale; LSAS）や社会恐怖尺度（Social Phobia Scale; SPS）で症状評価が可能である。

生涯有病率は，欧米では4～16%とされる。日本では生涯有病率が1.4%，12か月有病率が0.7%と比較的少ない。性比については，様々な報告があり一定しない。

病因・病態としては，扁桃体（快・不快や恐怖などの判断を司る）の過活動や前頭前皮質の機能不全が指摘されている。気質要因として周囲からの否定的評価に対する恐怖が，環境要因としては虐待などが挙げられている。

治療は薬物療法と精神療法が有効であり，両者を組み合わせて行うことが一般的である。薬物療法では選択的セロトニン再取り込み阻害薬（selective serotonin reuptake inhibitor; SSRI）やセロトニン・ノルアドレナリン再取り込み阻害薬（serotonin-noradrenalin reuptake inhibitor; SNRI）を用いる。パフォーマンス限局型に対しては，不安な行為の直前に服用するベンゾジアゼピン系抗不安薬やβ遮断薬などの頓服が有効である。なおベンゾジアゼピン系抗不安薬の使用については依存性や耐性の発現に対する注意が必要で，習慣的な服用は避けるべきである。精神療法では認知行動療法（cognitive behavioral therapy; CBT）が一般的であるが，精神力動的精神療法が選択される場合もある。

1-2

他の不安障害

パニック障害，全般性不安障害など。

不安の発現が主要症状であるが，何らかの特別な環境状況に限定されない障害である。

パニック障害／パニック症は，繰り返される予期しないパニック発作を特徴とする。パニック発作は激しい恐怖または強烈な不快感が突然生じ，数分以内にピークに達するものである。その間，動悸や発汗，震え，窒息感，死ぬことに対する恐怖など様々な身体・精神症状が生じる。また起こるのではないかという不安〈予期不安〉のために日常生活が著しく障害される。

12 か月有病率は，欧米で 2 ～ 3%，日本では生涯有病率が 0.8%，12 か月有病率は 0.3%，性比は 1：2 で女性が多いとされる。

病因・病態としては，扁桃体の過活動状態が指摘されている。扁桃体は危険を察知してそれを回避する警報装置のような機能を担っている。動悸や窒息感によって生命の危機を感じた扁桃体が過活動になり誤った警報を出すと，様々な脳部位を賦活し，パニック障害の症状を引き起こす。交感神経系が亢進し，過呼吸となり，ノルアドレナリンの増加による心拍数上昇血圧上昇とともに警戒反応が増強し，ストレスホルモン（コルチゾールなど）が上昇する。パニック障害患者では扁桃体自体が過敏になっており，些細な出来事によってもすぐに扁桃体が過活動状態になるため，発作が頻発する原因となる。また扁桃体の不適切な反応を抑制するはずの前頭前野に機能不全があり，過剰で不適切な警報を抑制することができない。気質要因としては否定的感情と不安への過敏さが，環境要因としてはパニック発作に先行するストレス因が挙げられている。

治療としては，薬物療法と精神療法が有効であり，両者を組み合わせて行うことが一般的である。薬物療法では SSRI，SNRI，三環系抗うつ薬（tricyclic antidepressant; TCA）が用いられる。パニック発作のコントロールにはベンゾジアゼピン系抗不安薬も有効であるが，依存性や耐性が生じやすいので安易な長期的使用は避けなければならない。精神療法は認知行動療法が一般的である。補助的な治療法として定期的な有酸素運動も有効とされている。またカフェインはパニック発作を誘発しやすいため，日常生活の中でカフェイン摂取を減らすよう助言することも重要である。

全般性不安障害／全般不安症は，いかなる状況にも限定されない全般的かつ持続的な不安を特徴としている。不安の対象は仕事や健康問題など，日常生活に関することが多く，いずれも将来の見通しは過度に悲観的なのが特徴的である。加えて，振戦，筋緊張，めまい，心窩部の不快などの身体的訴えがある。

生涯有病率は，米国では 9.0%，日本では生涯有病率が 2.0%，12 か月有病率は 1.2%，性比は 1：2 で女性が多いとされる。

病因・病態はパニック障害と同じく，扁桃体の過活動や前頭前皮質との連結異常が指摘されているが，まだ不明な点が多い。気質要因として否定的感情と危険回避が，環境要因としては小児期の否定的出来事と過保護などが挙げられる。

治療としては SSRI や SNRI による薬物療法と，精神療法の両者が有効である。精神療法には認知行動療法，支持的精神療法，精神力動的精神療法がある。急性の不安を緩和するためにベンゾジアゼピン系抗不安薬が用いられることもあるが，依存性や耐性が生じやすいので，長期化する使用に対しては最大限の注意が必要である。

1-3

強迫性障害／強迫症

強迫観念や強迫行為が存在する病態である。強迫観念とは，「手が不潔ではないか」「鍵をかけ忘れたのではないか」「人に危害を与えてしまったのではないか」など反復的で持続的な思考，衝動，あるいは心象で，患者に避けがたい苦悩をもたらすものである。強迫行為とは，強迫観念による苦痛や不安を減ずるために明らかに過剰に反復的に行うものである。具体的には手を洗う，確認する，数を数える，祈るなど，さまざまな行為がある。これらの観念や行為のために日常生活は著しく障害される。DSM-5 では，病識の程度により重症度が分類されている。また，チック症状が認められる場合やその既往がある場合には「チック関連」と特定される。

米国における 12 か月有病率は 1.2%，それ以外の国でも 1.1 ～ 1.8%とされる。生涯有病率は 2%前後で，女性の方が若干多いと報告されている。

病態に関与する生物学的要因としては，脳機能画像研究により強迫性障害における前頭葉，大脳基底核領域の代謝・血流の活性亢進と治療後におけるその低下が認められている。このような所見は，ハンチントン舞踏病や進行性核上性麻痺などの大脳基底核病変を有する神経疾患に高率に強迫症状がみられることとも合致する。これまでの生物学的研究結果を総括すると，大脳皮質から大脳基底核の線条体を通り，視床を経てまた大脳皮質へ戻る CSTC（cortico-striatal-thalamic-cortical）回路の機能異常が強迫症状の発現に関与するとされている。気質要因として否定的感情や行動抑制が，環境要因としては虐待やその他のトラウマ的出来事が挙げられている。

治療としては，薬物療法と精神療法の両者が有効である。薬物療法では SSRI や TCA が用いられるが，重症例にはリスペリドンなどの非定型抗精神病薬の処方が必要となることもある。精神療法では暴露反応妨害法（exposure and response prevention; ERP），習慣逆転法（habit reversal training; HRT）などが用いられる。治療抵抗性の慢性重症例に対し電気けいれん療法（electroconvulsive therapy; ECT）が有効なことがある。海外では難治例に対して外科的治療や脳深部刺激の有効性が報告されている。

I-4

重度ストレスへの反応および適応障害

外傷後ストレス障害／心的外傷後ストレス障害

外傷後ストレス障害（post-traumatic disorder; PTSD）は，生命や身体に脅威を感じるような強い精神的衝撃を及ぼすトラウマ（心的外傷）を体験したあとに生じる症候群である。PTSD を引き起こすトラウマ体験には，災害，戦争，テロ，事故，暴力犯罪，性暴力，虐待などさまざまなものが報告されている。症状としては，①再体験症状（フラッシュバック，悪夢など），②回避症状（出来事を連想させる場所や行動を避ける），③認知と感情の否定的変化，④慢性過覚醒症状（神経の昂ぶり，不眠など）を主徴とする。これらの症状が 1 か月以上持続し，苦痛と生活上の支障を来たす場合に診断される（1 か月未満で症状が一過性の場合には急性ストレス反応と診断される）。歴史的には 1970 年代にベトナム戦争帰還兵の中に戦争での恐怖感やフラッシュバック，情動鈍麻などが長く続く患者がみられたことが契機となり，DSM-Ⅲ（1980）で初めて精神科診断基準の中に取り上げられた。

PTSD 臨床診断面接尺度（Clinician-Administered PTSD Scale; CAPS）は現在もっとも精度の高い診断ツールとして知られ，臨床研究の尺度としての信頼性と妥当性が検証されている。出来事の影響を評価するスクリーニングツールとしては出来事インパクト尺度（Impact of Event Scale-Revised; IES-R）がよく用いられる。災害後救援活動従事者などの精神的苦痛の包括的評価法としては，周トラウマ期の苦痛に関する質問紙（Peritraumatic Distress Inventory; PDI）が用いられることが多い。

有病率は国によって大きく異なる。米国では生涯有病率が女性で 9.7％，男性で 3.6％と報告されている。日本における 12 か月有病率は 0.4％とされる。大規模自然災害などによる PTSD 発症率はおおむね 8％程度と考えられているが，性的暴力や戦争などでは数十％にのぼるという報告がある。また，一般に男性よりも女性の方が高い傾向にある。病因・病態については未解明な部分が多いが，PTSD 患者を対象にした神経脳画像研究の結果から扁桃体の活動性亢進，前頭前皮質の機能低下，海馬の機能異常が報告されている。また双生児を対象とした脳形態解析研究では，遺伝的に海馬体積が小さい個体で PTSD の発症リスクが高いことが示唆されている。ストレス事象の強固な記憶形成は海馬萎縮をもたらすという報告もあり，幼少時のトラウマ体験は代表的な PTSD 発症のリスク因子とされている。

治療としては薬物療法と精神療法の両者が有効である。薬物療法では，SSRIが第一選択薬であるが，その他にもα1-アドレナリン受容体阻害薬，非定型抗精神病薬，抗てんかん薬による治療報告がある。必要があれば抗不安薬を頓用することもあるが，依存性が生じるリスクに十分留意する必要がある。精神療法としては，持続暴露療法（prolonged exposure therapy）が推奨されている。トラウマへの馴化や認知再構成を通して症状を改善させる治療法で，PTSD患者を対象として開発された技法である。眼球運動による脱感作と再処理法（eye movement desensitization and reprocessing; EMDR）という治療者の指の動きを追いながら外傷体験を想起させる方法もあるが，現時点でその有効性は十分に実証されていない。

適応障害

適応障害はストレスの発端から3か月以内にみられる情動面や行動面の障害で，6か月以上持続しない（6か月以上遷延した場合は診断を変更する）とされている。ストレス因には経済的なもの，健康上の理由，対人関係の悩みなどが一般的であるが，本障害の診断に際してストレスとなる出来事の強さや質については特に定められていない。ストレス因と本人側の要因（パーソナリティ・認知・行動特性）が作用しあって発症するため，同一のストレス因に対する個人の反応が異なることを前提としている。環境がストレス因の際に，環境を変更しても同様の症状が出現する場合は本人側の要因が大きいと判断する。

DSM-Ⅲに準拠した大規模な疫学調査では，適応障害の有病率は10％と報告されている。性比については女性が若干多いとの報告がある。身体疾患に罹患した集団では有病率が高くなるとされ，乳がん再発患者群では35％になるという報告もある。自然災害や戦争においても高い有病率が報告されている。

適応障害は多様な病態の複合であるため単一の治療によって回復する疾患ではなく，また治療適応についてもさまざまなケースが想定される。治療的介入の目標は症状の緩和と適応レベルの回復であり，そのために適応的なストレス・コーピング（stress coping）機能の獲得が重要となる。支持的精神療法，認知行動療法，精神力動的精神療法などがケースに応じて選択される。いずれにせよストレス因の調整やコーピング方略の変更など心理社会的な支援が基本であり，薬物療法は症状に応じて行われるべき補助的な治療と考えられている。昨今では抑うつ症状や不安症状の改善のためにSSRIの投与が行われることが多い。

I-5

解離性障害／解離症群

解離とは，意識・注意・認知機能の一過性変容であって，意識・記憶・同一性・情動・

知覚・身体表象・運動制御・行動の正常な統合が破綻し不連続となる病態を指す。強いストレスから意識を遠ざけたり変化させたりする防衛機制が働いているとされる。解離症群には解離性同一症や解離性健忘，離人感・現実感消失症がある。解離性同一症は二つ以上のパーソナリティが出現し，記憶や自己の同一性の不連続のために主観的苦悩や生活上の支障が出現するものである。統合失調症や側頭葉てんかん（複雑部分発作），レム睡眠行動障害，一過性全健忘などと鑑別する必要がある。欧米の地域調査での 12 か月有病率は 1.5％で，男性が若干多いとされる。欧米において本症の 90％は小児期に虐待および育児放棄（ネグレクト）を受けているとの報告がある。

解離性健忘には，これまでの全てのことを忘れる全生活史健忘と限局的・選択的なエピソード健忘があり，自らの健忘を自覚していないことも多い。欧米の地域調査での 12 か月有病率は 1.8％で，女性が多いとされる。外傷体験（戦争，小児期の虐待，自然災害など）は先行要因となりえる。

離人感・現実感消失症は，離人感（「自分が自分でない」「感情が感じられない」）や幽体離脱体験，現実感消失 (視覚や聴覚の歪みを伴うこともある) が出現する病態である。欧米での 12 か月有病率は 0.8 ～ 2.8％で，性比は 1：1 とされる。環境要因として小児期の心的外傷 (心理的虐待やネグレクト, DV の目撃, 家族や友人の急死など) が挙げられる。

解離性昏迷は，精神病性昏迷（統合失調症における緊張病性昏迷やうつ病性昏迷）と区別困難のことも多い。

ガンザー症候群（Ganser syndrome）は的外れの応答やもうろう状態を特徴とする拘禁反応であり，改善後に健忘を残す。

解離性感覚障害は知覚の過敏・減弱・脱失を，解離性運動障害は不随意運動や不随意の脱力・筋力低下・失調を呈するため，てんかん発作との鑑別が必要となる。

解離性障害の病因・病態は不明な部分が多いが，病態に関与する生物学的要因として海馬の機能不全が想定されている。

上記の解離症状に対しては現時点で治療効果が確立した薬物療法はないが，SSRI，TCA，抗てんかん薬，抗精神病薬が有効との報告がある。強い不安を呈する症例ではベンゾジアゼピン系抗不安薬が用いられることも少なくないが，かえって解離を促進することがあるので注意を要する。また解離においては意図せぬ事故（自傷・自死を含む）が多いため安全を確保し，回復を支援することが重要となる。そのためには，患者にとって安全な治療環境を整え，安定した態度を持って十分な信頼を得た患者－治療者関係を確立し，そのうえで精神療法（支持的・力動的）を導入することが肝要である。

身体表現性障害

身体表現性障害／身体症状症では身体疾患のみでは説明できない身体内部感覚（疼痛含む）の異常があり，その症状にとらわれて日常生活の機能水準が著しく低下している。未発見の疾病があるのではないかと心配し，さまざまな身体的不定愁訴を繰り返す（かつて心気症と呼ばれた）心気障害，明らかな原因なく疼痛を訴え続ける持続性身体表現性疼痛障害などがある。

6か月有病率は4～6%程度で，女性のほうが高いと報告されている。

病因・病態については不明の部分が多いが，慢性過覚醒による身体内部感覚の増強，不安による症状へのとらわれ，身体内部感覚の消失を目標とする過ちが病態を構成しているとされる。気質要因としては否定的感情が，環境要因としては教育歴や社会経済的地位の低さが挙げられている。

治療は精神療法が中心で，薬物療法の効果は限定的とされる。客観的な病態説明が重要となるが，精神科的治療に対して拒否的な患者も多いため，治療導入の際にはまず「これ（身体症状）は気のせいではない」という保証を行ったうえで良好な治療関係を築く必要がある。実際に身体疾患を持っている場合も少なくないため，身体科医との連携も重要となる。なお，疼痛が主症状のものに対しては，SNRIやTCAを主とした抗うつ薬が疼痛の緩和に有効であるとされる。そのメカニズムとしては遠心性の抑制系疼痛経路を賦活する可能性が指摘されている。バイオフィードバック療法など身体的アプローチも考慮する必要があろう。

2 成人のパーソナリティ障害

19世紀前半，フランスのピネル（Pinel P）や英国のプリチャード（Prichard JC）らによって精神症状が認められないのに異常な行動を繰り返す一群が報告された。19世紀後半には，このような行動面の異常が生じるのは，変質（遺伝的特質や体質的異常）が原因であるとする変質論や，精神病と正常の中間に位置づけられるという「中間者」概念が打ち出された。これらの議論をまとめて，20世紀初頭にドイツのクレペリン（Kraepelin E）は精神病質パーソナリティを提唱し，これを7類型（興奮者，軽佻者，欲動者，奇矯者，虚言者，反社会者，好争者）に分類した。20世紀前半，ドイツのシュナイダー（Schneider K）

はこの精神病質概念を精神病とは連続しない独立のカテゴリーとして定義し, 10類型（抑うつ型，自信欠乏型，無力型，発揚型，狂信型，自己顕示型，気分易変型，爆発型，情性欠如型，意志欠如型）に分類した。この10類型は，その後ICDおよびDSMに記載されるパーソナリティ障害概念の基礎となった。DSMでは第3版以降，パーソナリティ障害をA群：奇妙で風変わりな群（猜疑性パーソナリティ障害，統合失調質パーソナリティ障害，統合失調型パーソナリティ障害），B群：演技的，情緒的で移り気な群（反社会性パーソナリティ障害，境界性パーソナリティ障害，演技性パーソナリティ障害，自己愛性パーソナリティ障害），C群：不安，恐怖示す群（回避性パーソナリティ障害，依存性パーソナリティ障害，強迫性パーソナリティ障害）の3群に分けるクラスター分類が提唱されている。さらにDSM-5では，特定のパーソナリティ次元の程度の評価を組み合わせる次元モデル（代替モデル）が提案されている。

このように現在，パーソナリティ障害の分類法には古典的・カテゴリカルな分類法と認知・行動パターンの特性の総和として表示するディメンジョナルな分類法が並存している。

従来の疫学研究をまとめた総説によると，一般人口の10～15%になんらかのパーソナリティ障害が見出されている。また個々の類型それぞれは一般人口の1～2%に認められるという報告があるが，有病率は研究ごとに大きな相違がある。パーソナリティ障害と診断される人のすべてが治療対象となるわけではない。治療を開始するのには，患者本人の病識や治療への主体的参加などの条件が必要となるからである。

パーソナリティ障害の発病には遺伝的要因や生物学的要因（境界性パーソナリティ障害における扁桃体機能の過剰反応，反社会性パーソナリティ障害における眼窩前頭皮質の機能低下や扁桃体の機能低下など），生育環境の要因（虐待や貧困など）などが関与していると考えられている。

パーソナリティ障害に現時点で有効な薬物療法はなく，安易に向精神薬を用いるべきではない。特に抗不安薬や睡眠薬は依存や乱用のリスクと同時に脱抑制をもたらし衝動行為を誘発する可能性があるので，その使用には最大限の注意を要する。パーソナリティ障害の治療としては精神療法が主体となる。ここでは医療で扱うことが多く，同時に対応に苦慮することの多い境界性パーソナリティを取り上げる。

境界性パーソナリティ障害（ICD-10では情緒不安定性パーソナリティ障害境界型）は古典的分類によるパーソナリティで，見捨てられ不安，理想化とこき下ろしで特徴づけられる不安定で激しい対人関係，同一性の混乱，自己破壊的な衝動（浪費や薬物乱用など），反復する自殺企図や自傷，情動不安定性，慢性的な空虚感，怒りの制御困難を特徴とし，心理援助の対象となることが多い。

米国のリネハン（Linehan MM）（1993）の開発した弁証法的行動療法（dialectic behavior therapy; DBT）は，自殺未遂や自傷行為を呈する境界性パーソナリティ障害患者への治療効果が実証された心理社会的療法である。この療法の特徴は，認知・行動のパターンを全般的に変えることであり，ここで習得されるべき基本的技能は，①マインドフルネス，②感情統御技能，③実際的な対人関係技能である。英国のベイツマン（Bateman A）とフォナギー（Fonagy P）（1999）の開発したメンタライゼーション療法（mentalization-based treatment）も治療効果が確認された精神療法の一つである。このほかに転移に焦点を当てた心理療法，一般的精神科マネジメントなどが行われる。

参考文献

1) 高橋徹．神経症と不安障害の概念と歴史的展望．In: 田代信維，ほか(編)：神経症性障害・ストレス関連障害（臨床精神医学講座第 5 巻）．pp3-13. 中山書店，1997.
2) 岸本泰士郎，ほか：4. 不安症・強迫症とその関連障害群．In: 樋口輝彦，ほか(編)：今日の精神科疾患治療指針，第 2 版．pp60-196. 医学書院，2016.
3) 塩入俊樹，ほか：F4 神経症性障害，ストレス関連障害および身体表現性障害．岡崎祐士，ほか(編)：ICD-10 精神科診断ガイドブック．pp283-399. 中山書店，2013.
4) 塩入俊樹．神経症性障害（不安症・強迫症・解離症・身体症状症）．In: 尾崎紀夫，ほか(編)：標準精神医学．pp243-277. 医学書院，2018.
5) 福島章．人格障害の概念とその歴史的展望．In: 牛島定信，ほか(編)：人格障害（臨床精神医学講座第 7 巻）．pp3-10. 中山書店，1998.
6) 林直樹．パーソナリティ障害と行動異常．In: 尾崎紀夫，ほか(編)：標準精神医学．pp279-302. 医学書院，2018.
7) 黒木俊秀，中嶋義文．III- 精神医学を含む医学．In: 一般財団法人 日本心理研修センター(監修)：公認心理師現任者講習会テキスト 2019 年版．pp116-169. 金剛出版，2018.

第7章

摂食障害，睡眠障害，リエゾン精神医学

1 摂食障害

摂食障害を大別すると，神経性無食欲症／神経性やせ症，神経性過食症／神経性大食症に分けられる。摂食障害の男女比は 1：10 で女性に圧倒的に多く，10 代半ばにもっともよくみられる。ICD-10 分類を**表 7-1** に示す。

成因としては，個体要因，家族要因，環境要因，生物学的要因など複合的な要因があるところに挫折体験などが契機となり，更に食行動異常を維持させる要因も重なって発症する[1)]。

社会文化的背景として，やせを称賛するようなメディアの影響も指摘されており，欧米諸国では，摂食障害の発症を予防するために痩せすぎモデルを規制する取り組みが進んでいる。また，女性の高学歴化や社会進出の機会の増大によるストレスの増大，食に対する認識の変化，核家族化による家族交流の範囲の狭まり，親の過保護なども関係しているとされる。

発生機序としては，思春期の自立と依存の葛藤，学校など社会交流の機会が広がる中での心理社会的な要因による拒食，ダイエットを目的に食べないという行動が引き金となる。拒食が続くことで脳内の摂食調節障害が生じ，空腹を感じにくくなり，体重の過度な固執が強まり，拒食や過食が繰り返される悪循環に陥る。

性格との関連では，神経性無食欲症では完璧主義，几帳面，こだわりやすい傾向などもみられるが，低体重になるに従って，それらがより一層顕在化してくる。心身症でみられやすいアレキシサイミア（失感情言語症）という性格傾向もみられる。

1-1 神経性無食欲症

神経性無食欲症（anorexia nervosa; AN）では，体重が期待される値よりも 15％以上

を下回る，または body mass index（BMI）（体重(kg) / 身長(m^2)）が 17.5 kg/m^2 以下の低体重，痩せていてもさらに痩せたいと強く考える痩せ願望，少し体重が増えただけでも強い不安を感じる肥満恐怖を認め，さらに痩せていても“自分は痩せていない”というボディイメージの障害が認められる。神経性無食欲症は，拒食を持続させる摂食制限型（restricting type）と過食・排出型（binge eating / purging type）の二つのタイプに分けられる。過食・排出型では，過食や排出行動（自己誘発性嘔吐，下剤や利尿剤，浣腸剤の乱用）をくり返しているものである。

身体は低体重のために飢餓状態となっている。従って，低身長，低血圧，低体温，味覚障害，徐脈，無月経，低血糖症状，便秘，貧血，うつ毛の密生，脱毛，下肢の浮腫，皮膚の乾燥，筋力低下，性欲低下，睡眠障害などがみられる。過食嘔吐がある場合には，齲歯，唾液腺腫脹や手背に吐きだこがみられる（**表 7-2**）。

表 7-1　摂食障害

ICD-10	DSM-5
F50.0　神経性無食欲症	神経性やせ症／神経性無食欲症
F50.1　非定型神経性無食欲症	他の特定される食行動障害または摂食障害
F50.2　神経性大食症	神経性過食症／神経性大食症
F50.3　非定型神経性大食症	他の特定される食行動障害または摂食障害
F50.4　他の心理的障害と関連した過食	神経性過食症／神経性大食症，過食性障害，他の特定される食行動障害または摂食障害
F50.5　他の心理的障害と関連した嘔吐	神経性過食症／神経性大食症，他の特定される食行動障害または摂食障害
F50.8　他の摂食障害	過食性障害，他の特定される食行動障害または摂食障害
F50.9　摂食障害，特定不能のもの	特定不能の食行動障害または摂食障害

表 7-2　摂食障害でみられる所見

1. 低栄養によるもの
   1. 臨床所見
      - 低身長，低血圧，低体温，味覚障害，徐脈，不整脈，無月経，低血糖症状，便秘，下肢の浮腫，皮膚の乾燥，筋力低下，性欲低下，睡眠障害，筋力低下，体毛増加
   2. 検査所見
      - 脱水，貧血，低血糖，白血球減少，肝機能異常，低タンパク血症，高コレステロール血症，低 T3 症候群，低カリウム血症，低ナトリウム血症，低リン血症，骨粗鬆症
      - 脂肪組織の減少による上腸間膜動脈症候群
      - 頭部 CT，MRI 検査：脳萎縮
2. 過食・排出行動がある場合
   - 齲歯，歯のエナメル質酸蝕，唾液腺腫脹，手背に吐きだこ，唾液腺由来の高アミラーゼ血症，胃酸の喪失，腸液の喪失による低 K 血症による不整脈
   - 下剤乱用によって麻痺性イレウスや大腸の拡張が起こることもある

血液検査では脱水，貧血，白血球減少，肝機能異常，低タンパク血症，高コレステロール血症，低 T3 症候群，電解質異常などがみられる。嘔吐や下剤乱用などの排出行動による低カリウム血症，極端な塩分制限や多飲による低ナトリウム血症などがみられる。低 K 血症による不整脈や徐脈が突然死を引き起こす危険性がある。頭部画像検査で脳萎縮が認められることがある。また，下剤乱用によって麻痺性イレウスや大腸の拡張が認められることがある。

精神症状としては，不安，抑うつ，食事への過度のこだわりといった強迫傾向，衝動性がみられる。うつ病，強迫性障害，不安障害，パーソナリティ障害などもみられやすい。食行動の問題行動として，盗み食い，隠れ食い，細かく刻んで食べる，コンニャク，サラダなど低カロリーのものばかりを食べる，食事に時間がかかるなどの行動がみられる。対人関係では，他者による評価に過敏で対人緊張が強く，自尊心が低いことも特徴である。体力低下に伴って，学業や仕事の能率の低下もみられるようになると日常生活にも支障が生じる。

治療は，やせが重度である場合は，極度の飢餓状態であることから生命的な危機に陥っており，内科的治療が優先され，入院下で治療を行うこともある。治療初期において，極度のやせがある場合，再栄養症候群（refeeding syndrome）※が生じると生命にかかわる危険性があり注意を要する。入院当初の低体重の時にはベッド上安静，自室内安静などの行動制限を行い，体重の増加に応じて外出など行動範囲を順に拡大していくというオペラント条件付けによる行動療法が行われる。治療当初の患者は受け身的であることが多いが，体重増加に伴う行動範囲を拡大する中で，能動的に治療に取り組めるように治療者が関わることが重要である。

薬物療法としては，抑うつや衝動性に対して抗うつ薬や抗精神病薬が使用されるが，食事，体重，体型に対する認知の歪みを扱う認知行動療法，および，対人関係について焦点をあてた対人関係療法，集団精神療法などの精神療法も必要である。

また，摂食障害に共通するが，社会復帰を目指して，作業療法，家族療法，自助グループ，家族会，作業所なども導入される場合もある。

※**再栄養症候群**（refeeding syndrome）：極度の痩せ状態であるところに，急激な糖質，高カロリー摂取を行うと，糖質は細胞に取り込まれ，タンパク質の合成が起こり，大量のリンが消費される。糖質の代謝ではビタミン B1 も消費される。リン，カリウムなどは細胞内に移動し，すでに低栄養状態でこれらミネラル，ビタミンが不足している状態にさらにリンの大量消費が生じるため，低リン血症を引き起こし，不整脈，けいれんなどを生じ，心停止となって致死的となることがある。従って，重度の低体重の場合，血液検査や心電図で身体状態をモニターしながら，投与するカロリーが高くなり過ぎないように制限し，ビタミン B1 の補給も行っていく。

神経性過食症

神経性過食症（bulimia nervosa; BN）／神経性大食症は，発作的に繰り返される頻繁な過食と体重や食のコントロールができなくなることが特徴である。大量の食べ物を短時間で食べ，その衝動は強く自分では止められず，コントロール不能となる。過食した後には，食べた後悔と体重増加を打ち消すために，長時間のランニング，腕立て伏せなどの過剰な運動，中指を喉の奥に入れて嚥下反射を引き起こさせて嘔吐する自己誘発性嘔吐，下剤や利尿薬の乱用などの不適切な代償行動がみられる。

治療では，心理教育，疾患教育を行い，規則正しい食生活と体重調節行動の修正を患者と協働的にすすめていく。過食症に対する薬物療法として，過食行為という衝動性に対してSSRIの有効性が示されており，その中でもfluoxetineは二重盲目試験で60 mg/日で過食，排出行動の抑制に効果があったことが示され[2)]，2014年のオーストリア・ニュージーランドの摂食障害ガイドラインでは精神療法と併用の上でfluoxetineを含めたSSRIを用いることが記載されている[3)]。また，過食症に対する認知行動療法が2018年度診療報酬改定で保険適応となった[4)]。

症例

17歳，女性。両親，妹との4人暮らし。厳格な両親のもとで育つ。元来，几帳面で内向的な性格。小中学校の頃はまじめで成績も上位であった。本人は多忙な母に代わって妹を世話したり，家事を手伝っていた。高校入学時，身長157 cm，体重52 kg（BMI =21.1）。皆の学力が高く，成績は中位に下がった。高校1年生の9月友人に頬がふっくらしていると指摘されたことを機にダイエットを始め，学校では，弁当を残して残飯は破棄するようになった。コンニャク，海藻サラダなどカロリーの少ないものばかりを食べるようになり，摂食量が徐々に減少し，毎日体重計に乗っては，少しでも増えると「太ってしまった」と激しく動揺し，間もなくジョギングをするようになった。高校2年生の9月には39 kg（BMI= 15.8）になり，痩せを心配する母に怒って否定し，「まだ脚が太い，お腹がポンと出ている」と述べるが，ふらつきが強くなり，母に付き添われて精神科を受診した。

2

睡眠障害

睡眠障害は，様々な精神疾患や身体疾患にみられる症状である。ICD-10では，睡眠障害は「精神および行動の障害」のFコードと「神経系の疾患」のGコードに分かれている。主な睡眠障害は下記の通りである。睡眠障害になると，日常生活に支障が生じ，日中の眠気が仕事や家事の能率が低下したりミスを招く。

2-1

睡眠障害の診断

睡眠は主観的な要素が強く，客観的な所見以上に患者の訴えが強いことはよくある。そのため，睡眠日誌などを付けてもらったり，家族からも睡眠の状態を問診したり，不適切な睡眠衛生などの関連がないか明らかにすることが大切である。睡眠ポリグラフ検査（polysomnography; PSG）という，睡眠中の脳波，心電図，筋電図，呼吸状態を同時に記録する検査は睡眠時無呼吸症候群の診断や治療効果の評価には必要である。

表7-3　睡眠障害

ICD-10		DSM-5
F51.0	非器質性不眠症	不眠症
F51.1	非器質性過眠症	過眠障害
F51.2	非器質性睡眠・覚醒スケジュール障害	概日リズム睡眠－覚醒障害群
F51.3	睡眠時遊行症（夢遊病）	ノンレム睡眠からの覚醒障害
F51.4	睡眠時驚愕症（夜驚症）	ノンレム睡眠からの覚醒障害
F51.5	悪夢	悪夢障害
G25	レストレスレッグス症候群	レストレスレッグス症候群（むずむず脚症候群）
G47.3	睡眠時無呼吸	閉塞性睡眠時無呼吸低呼吸，中枢性睡眠時無呼吸，睡眠関連低換気
G47.4	ナルコレプシーおよびカタプレキシー	ナルコレプシー
G47.52	レム睡眠行動障害	レム睡眠行動障害

2-2

非器質性睡眠障害

睡眠はノンレム睡眠とレム睡眠から構成される。レム睡眠のレムという用語は，この睡眠中は急速眼球運動（rapid eye movement; REM）がみられることからこの用語が付いている。脳波は，周波数，すなわち，1秒間に波が出る回数によって，速い波から，β波，α波，θ波，δ波の順に分けられる。詳細は脳波の項（p.150）を参照されたい。

通常の睡眠では，入眠から60～90分間のノンレム睡眠が続き，その後最初のレム睡眠が現れる。ノンレム睡眠は，4段階に分けられる。第1段階は最も睡眠深度が浅く，α波の出現時間が50%以下に減少し，かわって低振幅波が増加し，頭蓋頂鋭一過波とよばれる鋭波が出現する。第2段階では，睡眠紡錘波とK複合と呼ばれる高振幅徐波がみられる。第3段階，第4段階になるにつれて，睡眠深度は深くなり，0.5～2Hz，75μV以上の高振幅δ波が増加する。第3段階と第4段階を合わせて徐派睡眠という。

レム睡眠はノンレム睡眠第1段階に似た脳波であるが，急速眼球運動を伴う睡眠である。レム睡眠では筋緊張が低下し，低振幅徐派がみられる。レム期では，大脳の活動水準は高いが，体性神経系，自律神経系の機能低下がみられ，身体の眠りとも言われる。レム睡眠は朝方に増え，レム睡眠のときに覚醒させると夢を見ていることが多い。

深睡眠は一晩の睡眠の前半に長く出現し，徐々にレム睡眠が長くなり，起床を迎える。90～120分周期で一晩に4～5回繰り返す。ノンレム睡眠では体温，呼吸，心拍，血圧などの自律神経系が低下するとともに大脳の活動水準も低下しており，脳の眠りともいわれる。

乳幼児は一日に何回も眠る多相睡眠だが，成人になると通常，夜に1回の睡眠となる。高齢者では，深睡眠やレム睡眠の減少がみられ，多相睡眠になる傾向がある。

2-3

非器質性不眠症

不眠は睡眠時間が短いことと同義ではない。不眠は，睡眠時間に関わらず，覚醒している時に睡眠に対する不足感が強く，眠気が出ることである。すなわち，たとえ睡眠時間が短くても昼間に眠気がなく，日常生活に支障を来していなければ，不眠症とは言わない。睡眠時間は加齢とともに短くなり，日本人では10歳代前半までは8時間以上，45歳で約6.5時間，65歳で約6時間である。不眠症は，症状によって主に次の四つに分類される。

入眠障害：寝付くのに長い時間がかかる
中途覚醒：夜中に何度も目が醒める
早朝覚醒：本人が望む起床時刻よりも著しく早く目覚めてしまう
熟眠困難：起床時にぐっすり眠った感じが得られなく，熟眠感がないもの

入眠障害の原因には，五つのＰと言われる原因がある。

身体的要因 (physical)	痛み，掻痒感，咳嗽，呼吸困難，悪心，頻尿など身体的な問題や身体疾患によって睡眠障害を来しているものである。身体疾患としては，睡眠時無呼吸症候群，レストレスレッグス症候群（restless legs syndrome; RLS），喘息などがある。
生理的要因 （physiological）	夜間勤務，昼夜の交代勤務，いわゆる時差ぼけ，まぶしい彩光など不適切な睡眠衛生で生じる。F51.2 非器質性睡眠・覚醒スケジュール障害に関連する。
心理学的要因 （psychological）	何らかのストレスや生活上の変化によって生じる。
精神医学的要因 (psychiatric)	双極性障害，うつ病，統合失調症などの精神病や不安障害など精神疾患によるものである。
薬理学的要因 (pharmacological)	コーヒー，市販薬に含まれるカフェイン，タバコのニコチン，アルコールなどの嗜好品，ステロイドなど薬物による不眠である。

2-4

非器質性過眠症

過眠症は，昼間の過剰な眠気と睡眠不足では説明されない睡眠発作，あるいは完全覚醒への移行が長引いた状態として定義される。はっきりした器質的原因がない場合，この状態は双極性感情障害のうつ病相，反復性うつ病など精神障害と関連している。

2-5

カタプレキシー，ナルコレプシー

ナルコレプシー（narcolepsy）は，睡眠発作，情動脱力発作，睡眠麻痺，入眠時幻覚を4徴とする睡眠障害である（**図7-1**）。14～16歳をピークとして10代から20代前半に好発する。睡眠発作とは，抑えがたい睡眠の欲求と居眠りが起こるもので，人との会話中や食事中など通常眠気が起こらない状況でみられる。このときはノンレム睡眠がみられている。情動脱力発作はカタプレキシー（cataplexy）とも言う。これは，笑い，驚愕，怒りなどの強い情動の刺激によって，筋緊張が急激に消失し，脱力となる。突然力が抜けるために，倒れこんだりする。睡眠麻痺とは，入眠時に体に力が入らなくなることで金縛りの状態となる。入眠時幻覚は，寝入りばなに生々しい恐ろしい幻視を見るものである。睡眠麻痺，入眠時幻覚は，睡眠がレム睡眠に始まる（sleep onset REM period; SOREMP）ことによる。ナルコレプシー患者では，リンパ球の膜抗原の一種であるHLAのハプロタイプの異常が認められることが発見され，自己免疫機序との関連が疑われている。ナルコレプシーの原因として，神経ペプチドのオレキシン神経が後天的に破壊され，

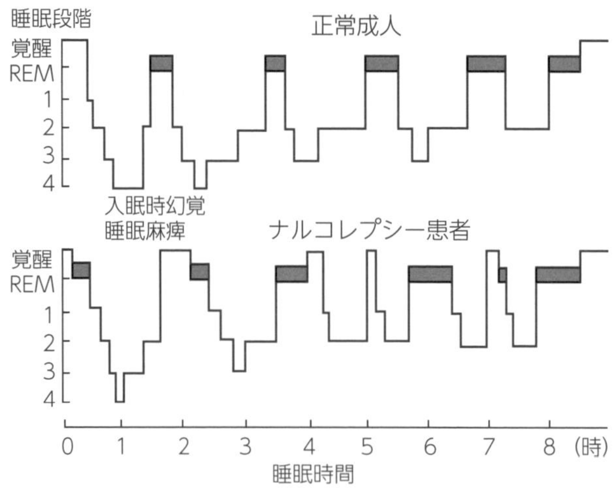

（大熊輝夫著．現代臨床精神医学　改訂第12版．金原書店，p307より引用）

図7-1　成人の夜間睡眠とナルコレプシー患者の睡眠

神経伝達が障害されて生じることが考えられており[5]，脳脊髄液のヒポクレチン-1（オレキシン）が低値を示すことがある。

ナルコレプシーの治療は，中枢神経刺激薬のモダフィニル，メチルフェニデートなどが適応となる。脱力発作，睡眠麻痺，入眠時幻覚といったレム睡眠関連症状に対する治療としては，抗うつ薬がレム睡眠を抑制することから，保険適応外であるが，少量の三環系抗うつ薬，セロトニン再取り込み阻害薬（SSRI）が用いられることがある[6]。

2-6

非器質性睡眠・覚醒スケジュール障害

ヒトの本来の睡眠覚醒リズムは約25時間であるが，太陽光の刺激などによって，周期は地球の自転によってもたらされる明暗周期の24時間にリセットされており，このリズムを概日リズム（circadian rhythm）という。環境の概日リズムと睡眠覚醒リズムが合わないと，寝るべき時間に眠れず，活動すべき時に眠気に襲われるようになる。時間帯域変化（時差）症候群，睡眠相交代症候群，非24時間睡眠覚醒障害群などがある。

時間帯域変化（時差）症候群は，飛行機で海外に行った場合に，現地の時刻と母国での時刻である概日リズムが解離することによって，現地での夜間の不眠，日中の眠気，あくび，集中力低下などの症状が出るものである。

睡眠相後退症候群は，睡眠の位相が望ましい時間帯よりも遅れているもので，例えば，長期休暇中に夜型の生活となって，寝つきと起床時刻が遅くなってしまうことがあるが，そのような状態が固定化し，休暇後も起床すべき時刻に起きられずに学校や社会の生活に支障が出てくると，この障害となる。

非24時間睡眠覚醒障害群では，外界と無関係に自分の体内リズムのみにより睡眠・覚醒リズムが起こるもので，24時間周期に体内の睡眠覚醒リズムが同期できない。そのため，入眠時刻起床時刻が毎日少しずつ遅れていく。高照度光療法が適応となる。

2-7

睡眠時随伴症群

睡眠時随伴症群（parasomnias）は，入眠時，睡眠段階の移行期，覚醒途中などに生じる不快な身体現象をいう。異常な行動，情動，知覚，夢，自律神経異常などが現れる。中枢神経系の活性化によって自律神経系の活性化，骨格筋の活動が起こる。

1．睡眠時遊行症（夢遊病），睡眠時驚愕症（夜驚症）

ノンレム睡眠からの覚醒障害には，睡眠時遊行症（夢遊病），睡眠時驚愕症（夜驚症）がある。睡眠深度が深い睡眠時間帯の最初の1/3の期間に起こる。睡眠深度の深いノンレム睡眠の状態からの覚醒障害であり，突然に異常行動が生じるものである。覚醒させることは困難で，本人に夢の映像は想起されない。

睡眠時遊行症（夢遊病）では，うつろな表情で徘徊するもので，行動全体に目的性はない。寝床に戻って再び眠り込む。睡眠時驚愕症（夜驚症）は，突然大声で叫び声を挙げ，頻脈，頻呼吸などの不安に伴う自律神経系の興奮がみられる。学童期にみられることが多い。

2．レム睡眠行動障害，悪夢障害

レム期の睡眠時随伴症には，レム睡眠行動障害，悪夢障害などがある。

レム睡眠行動障害（REM sleep behavior disorder; RBD）は，レム睡眠中に発声，運動行動を起こしてしまう睡眠障害である。レム睡眠中に生じるため，睡眠時間の後半に起こりやすい。通常はレム睡眠中に夢を見ても，随意運動をできず身体を動かすことはできないが，RBDでは夢の内容に従って実際に身体が動いてしまい，はっきりした口調で怒鳴ったり，ベッドパートナーを殴ったり，走りだすなどの行動が出現する。覚醒させると夢の内容を想起することができることが多い。60代以降の男性に多い。RBD発症後にParkinson病，Lewy小体型認知症を発症することが高率に認められ，オリーブ橋小脳萎縮症（OPCA）などの変性疾患でみられることもある。いずれも脳内でαシヌクレインが細胞内に沈着する特徴があり，これらはシヌクレイン病（αシヌクレイノパチー）として捉えられている。

悪夢障害は，レム睡眠の時期に体験する恐ろしい内容の夢にうなされる現象である。夜驚症と異なり，容易に覚醒させることは可能であり，目覚めたときに体験した夢の内容を思い出すことができる。

3．睡眠時無呼吸症候群（sleep apnea syndrome; SAS）／閉塞性睡眠時無呼吸低呼吸）

睡眠中に常習性のいびきと無呼吸を繰り返す睡眠障害である。中年期以降の特に男性に多い。肥満，小顎，扁桃肥大，鼻炎などによって，睡眠臥床中に上気道が狭くなることが原因である。日中の眠気は，居眠り運転事故や労働災害の原因にもなる。ベッドパートナーによって気づかれることも多い。

睡眠ポリソムノグラフィ検査（polysomnography; PSG）で睡眠中に無呼吸または低呼吸を認める。夜間にいびき，呼吸停止などがあり，日中には眠気，疲労感，睡眠時間を十分にとっているにもかかわらず回復感が得られないといった症状がみられる。

治療は，経鼻的持続陽圧補助呼吸療法（continuous positive airway pressure; CPAP）がある。これは，機械で圧力をかけた空気を鼻から気道に送り込み，気道を広げる治療法である。

4．レストレスレッグス症候群（restless legs syndrome; RLS）

これは，脚を動かしたいという欲求が脚の深部から不快な感覚を伴って起こり，下肢を動かさずにはいられない衝動性にかられるものでむずむず脚症候群ともいう。臥床や座位，夕方・夜間に悪化し，歩行や下肢を伸ばすなどの運動することで軽減する。PSGでは，睡眠時に周期性四肢運動障害がみられる。

原因として，ドパミン系間脳脊髄経路の機能低下があり，鉄利用の障害がドパミン代謝異常に拍車をかける仮説が示されている。治療では，RLSの原因薬物や嗜好品を中止し，睡眠衛生の指導が基本である。薬物治療は，これらで効果が不十分なときに併用し，ドパミン作動薬，クロナゼパム（ベンゾジアゼピン系薬物）などが用いられる。鉄欠乏性貧血によるものでは鉄剤が有効である。

2-8

睡眠障害の治療

非薬物療法としては，睡眠障害を引き起こしている原因があれば中止し，引き起こしている身体疾患があればその治療が必要である。不適切な睡眠衛生によるものであれば，その改善を指導する。不眠を繰り返して経験すると，不眠への恐怖が増大し，不眠の及ぼす影響にとらわれてしまう悪循環が生じてしまうことがある。

近年では，不眠のための認知行動療法（cognitive behavioral therapy for insomnia;

CBT-I)[7] も行われ，単盲検ランダム化比較試験で通常治療に比べて不眠に効果があることが示されている[8]。CBT-I では睡眠日記，睡眠衛生教育，睡眠スケジューリングの三つで構成される[9]。睡眠日記では，睡眠時間を日誌に記入して，睡眠リズムを客観的に捉える。睡眠衛生教育は，質の良い睡眠を得るために，寝る前のカフェインや寝酒を控えること，電灯を消して静かな部屋にするといった環境を整えることを目的とする。寝る前に漸進的筋弛緩法を用いて心身をリラックスさせることも行う。睡眠スケジューリングでは，夜にベッドで眠れるように，寝床でテレビを見たりせず，寝床以外で眠らないようにして，寝床に入っている時間と実際に寝ている時間の差をできるだけ縮めて，睡眠の質を高めていく。

厚生労働省から発表された「健康づくりのための睡眠指針 2014」では，適切な量の睡眠の確保や質の改善，睡眠障害への早期対応の重要性などが取り上げられている（**表 7-4**）。

表 7-4　健康づくりのための睡眠指針 2014（厚生労働省）

1. 良い睡眠で，からだもこころも健康に。
2. 適度な運動，しっかり朝食，ねむりとめざめのメリハリを。
3. 良い睡眠は，生活習慣病予防につながります。
4. 睡眠による休養感は，こころの健康に重要です。
5. 年齢や季節に応じて，ひるまの眠気で困らない程度の睡眠を。
6. 良い睡眠のためには，環境づくりも重要です。
7. 若年世代は夜更かしを避けて，体内時計のリズムを保つ。
8. 勤労世代の疲労回復・能率アップに，毎日十分な睡眠を。
9. 熟年世代は朝晩メリハリ，ひるまに適度な運動で良い睡眠。
10. 眠くなってから寝床に入り，起きる時刻は遅らせない。
11. いつもと違う睡眠には，要注意。
12. 眠れない，その苦しみをかかえずに，専門家に相談を。

睡眠障害の患者に対して睡眠導入剤は，睡眠障害のタイプによって使い分けられ，例えば，入眠困難の患者に対しては，超短期作用型あるいは短期作用型の睡眠導入剤が選択される。

高照度光療法が導入されている医療機関もある。高照度光療法とは，太陽光に近い光（2500 ルクス程度）は，概日リズムをリセットする働きがあるため，患者の望ましい起床時刻から 2 時間程度照射する。光の刺激によって覚醒作用をうながす治療である。

3
リエゾン精神医学とサイコオンコロジー

リエゾン精神医学（consultation liaison psychiatry）とは，心身医学とともに発展した他診療科と協力しながら患者の診療にあたる精神科の領域を指すものである。リエゾン精神医学の consultation は相談または助言を指し，liaison は連携・連絡を意味している。一般的な定義としてはリポウスキー（Lipowsky ZY）（1967）の「総合病院に於いて精神科以外の分野で精神科医が行う診療，教育，研究活動のこと」が挙げられる。身体疾患で精神症状を呈している患者が対象となり，他科の医師の要請に応じて治療にあたることが多い。

また，緩和医療と関連してがん患者の精神医学的問題を扱う領域をサイコオンコロジー（psycho-oncology 精神腫瘍学）という。サイコオンコロジーは，“がん患者と家族の心理的反応や精神医学的問題”と，“心理・社会・行動ががんの罹患や進行などの生存に与える影響”の二つの側面を扱い，がん患者および家族に生じる心理的苦痛の軽減や精神疾患の発症予防や治療，社会的機能の維持・回復などを計るよう関わりに加え，治療に関わる医療関係者の教育や研修も重要としている。

緩和ケアは病気に伴う心と体の痛みを和らげることを指し，我が国の緩和ケアは，がん対策基本法とがん対策推進基本計画によって推進されている。がん対策基本法は 2007 年に，全国どこでも同じレベルの医療が受けられる環境整備や，政府が総合的ながん対策として，がん対策推進基本計画を策定することなどを目的に制定された。がん対策推進基本計画において，緩和ケアについては，「がんと診断された時からの緩和ケアの推進」が重点的に取り組むべき課題として位置付けられており，がん患者とその家族が，可能な限り質の高い治療・療養生活を送れるように，身体的症状の緩和や精神心理的な問題などへの援助が，終末期だけでなく，がんと診断された時からがん治療と同時に行われることが求められている。2016 年には，企業ががん患者の雇用継続への配慮に努めることや，国や地方公共団体にがん教育の推進を新たに求めるようがん対策基本法の改正があった。

3-1
がん患者の精神状態と精神医学的問題への対応

がんはその部位・病期により予後は様々であり，治療法によってもその後の障害の程度も異なり一括りにすることはできない。患者の quality of life（QOL）自体は，がんの種類とその治療法によって最も大きく影響を受けるが，QOL の構成要素の一つに，患者のがんに対する心理的反応が挙げられる。がんに罹患したことによって，ライフサイクル上での社会的役割や課題が危機にさらされ，患者・患者の家族を取り巻く環境は大きく変化する。がん患者は，病気に伴う痛みや日常生活への支障などの身体的苦痛，不安，苛立ち，孤独感，恐れなどの精神的苦痛，治療費などの経済問題や治療のために仕事を休まざるを得ないなどの社会的苦痛，そして人生の意味の問い，死の恐怖，死生観に対する悩みなどの実存的苦痛（スピリチュアルペイン）の四つの苦痛に直面する。がん患者の苦痛を理解する上で，がんの罹患はこういったすべての苦痛を合わせた全人的苦痛（トータルペイン）を伴うという視点が医療者に必要である（**図 7-2**）。

基本的な心のケアを実践する際，がん患者が置かれた状況や通常の心の反応を理解した上で，各患者の多様性を把握する必要がある。また，がんは再発の可能性もあるため，臨床経過に沿って段階的な心理過程を経ていくというよりは，様々な心理的防衛機制が混在していると捉えたほうがよいとされる。キューブラー＝ロス（Kübler-Ross E）（1969）は，受容に至る心理過程について，すべての患者が同様の心理経過をたどるわけではないとした上で，第一段階：否認，第二段階：怒り，第三段階：取り引き，第四段階：抑うつ，第五段階：受容のプロセスを経ると論じている。

がん患者の心理的反応は，がんを疑う症状を自覚した時点から始まっている。不安が高い場合は，症状は偶然かもしれないと否認し，医療機関への受診が遅くなる場合もある。診断を告知された際，患者は衝撃を受け，「何かの間違いかもしれない」と現状を否認することで，心理的に距離を保つ防衛機制が働く。否認は，がんの診断や再発，予後などの説明後にみられることが多く，それが持続すると適応障害やうつ病，不安障害などの

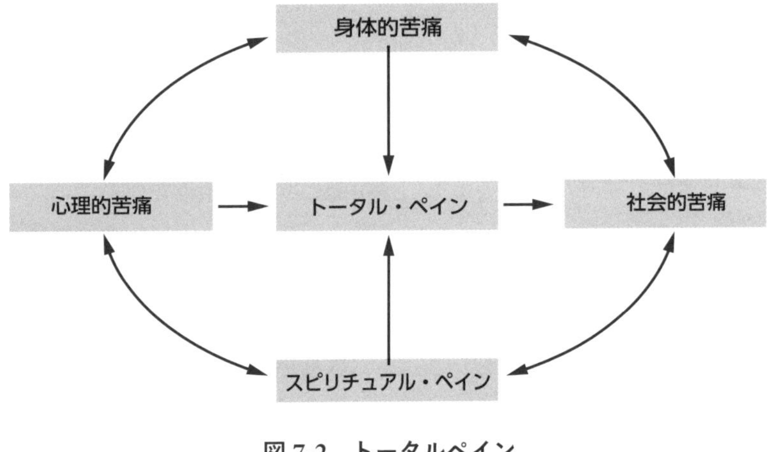

図 7-2　トータルペイン

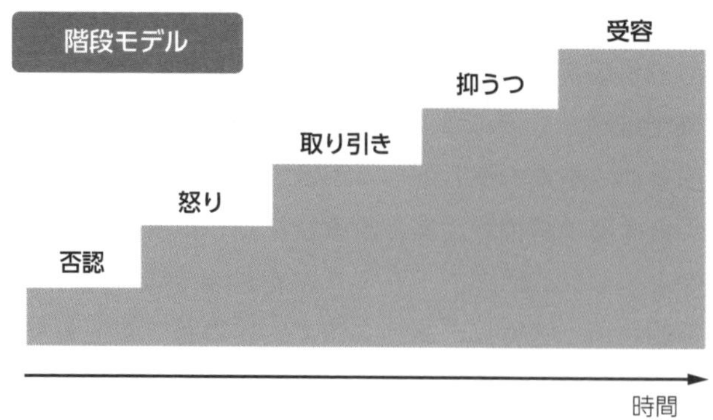

図 7-3　キュブラー＝ロスのがんの受容

精神障害をきたすこともある。そのほかにも，混乱・不安・恐怖・絶望や怒りなど，様々な感情が生じる。希死念慮が認められることもあり，がん患者の自殺率が一般人口に比べて高いことも報告されている。希死念慮は自殺企図だけでなく，治療を受けられる状態であっても積極的安楽死を臨むようになることもあるため，患者の心の機微をアセスメントする必要がある。

日本でのがん患者における有病率調査においては，大うつ病は 3 ～ 12％，適応障害は 4 ～ 35％に認められており[10, 11]，ドイツ全土のがんセンターで行われた大規模調査では，がん患者の約 32％が不安障害やうつ病，適応障害などの診断基準を満たしたと報告がある[12]。がんの病期により精神障害の発現頻度には違いが認められ，がんの初発や再発時は適応障害やうつ病の割合が高く，終末期においてはせん妄などの器質性精神障害の割合が高くなってくる。

3-2

せん妄

せん妄は，脳の器質的な脆弱性の上に身体負荷が加わったために起こる脳機能障害である。症状としては，妄想，幻視，興奮，不安，焦燥感など多彩で幅があるため，臨床現場ではストレス性の精神症状や通常反応の不安として見過ごされることもある。総合病院において一般の入院患者の 20 ～ 30％に認められ，病状の進行や終末期において上昇し，予後が 1 週間を切る段階では，患者のおよそ 85％がせん妄状態を呈するという報告もある[13]。せん妄は急性に発症し，症状に変動と可逆性があり，日中の傾眠や夜間覚醒などの睡眠リズムの障害が認められることが特徴である。せん妄には，サブタイプが三つあり，興奮や過活動が前景になる活動型せん妄，寡黙で活動性が低下する低活動型せん妄，それら二つの状態を交互に繰り返す混合型せん妄がある。特に低活動型せん妄は，認知症やうつ状態などと誤解されることが多く，医療者から見落とされてしまうこともある。

せん妄の危険因子としては，準備因子，直接因子，誘発因子の三つに分けられる。例えば，高齢で認知機能障害がある患者（準備因子）が，頭頸部の癌に罹患し，侵襲度が高い手術を受けた後（直接因子），窓のないICU（集中治療室）という環境（誘発因子）が引き金となってせん妄が生じる経過などが典型例である。

せん妄の治療や予防には，除去可能な要因は取り除くことが基本であり，誘発因子に対する介入を検討することは大切である[14]。誘発因子として，例えば，時計やカレンダーなどを患者が見える位置に置く，昼夜の電灯の照度を工夫して昼夜リズムをつけたり，点滴やドレーンなどは患者の不動化を招くため必要最低限にするなど環境面に対する工夫が挙げられる。また，脱水や低栄養の改善，便秘の緩和，疼痛のコントロール，せん妄を惹起させる可能性がある薬剤（H2ブロッカーなど抗コリン作用のある薬剤，GABAに作用するベンゾジアゼピン系薬剤など）の変更，中止など見直し，身体的な要因を取り除くことも検討されなければならない。不安や心理的なストレスが誘発因子となることもあり，日中に医療者が傾聴したり，家族や知人に積極的に面会してもらうことも大切である。

3-3

家族のケア

がんと告知されてから患者の日常生活が変化するように，家族もまた生活が変化していく。仕事や家事などの日常生活での新たな負担や治療費などの経済的負担，そして治療選択に加わる精神的負担など様々な負担に直面する。患者同様に家族もがんの影響を大きく受けるため，がん患者の家族を“第二の患者”と呼ぶこともある。がん患者の家族も不安や焦燥感，抑うつなどの精神症状が出現する場合もあるので注意が必要である。患者を看護する家族は，患者との死別を意識し始めると予期悲嘆と呼ばれる悲嘆反応が生じはじめ，患者の死後も様々な心理的反応や身体的反応の表出がおこる。悲嘆のプロセスは変化するものであり，終わるものではないこと，そして，亡くなった人との別れではなく，新しい意味のある継続的な関係の発見が生じるとされる。例えば，亡くなった人の存在を身近に感じる瞬間があったり，守られている感覚をもてたりするのがそれである。これらは正常反応の悲嘆と考えられている。

思慕の情を除き，ほとんどの心理反応は6か月以内に安定するが，日常生活に支障をきたすような悲嘆が継続することもある。病的な悲嘆は，複雑性悲嘆とも呼ばれ，故人への強烈な思いや死の侵入的な思考など痛々しい感情が繰り返し現れ，故人の死を受け入れることが難しく，苦しみに囚われている。その苦しみから，抑うつや希死念慮が生じ，睡眠障害やうつ病などを発症することもある。

医療者ががん患者を診る時，がん患者と患者を支える家族の心情も十分に汲み取り，接していくことが大切である。

参考文献

1) 和田良久，加藤伸勝著，福居顯二，他(編)．6章生理的障害および身体的要因に関連した行動症候群：Minor Textbook 精神医学．第12版，p198-199，金芳堂，2013.
2) Group FBNCS, Fluoxetine in the treatment of bulimia nervosa. A multicenter, placebo-controlled, double-blind trial. Arch. Gen. Psychiatry. 1992; 49: 139-147.
3) Hay P, Chinn D, Forbes D, et al. Royal Australian and New Zealand College of Psychiatrists clinical practice guidelines for the treatment of eating disorders. Aust. N Z J. Psychiatry. 2014; 48: 977-1008.
4) 安藤哲也，他．摂食障害に対する認知行動療法 CBT-E 簡易マニュアル．精神・神経疾患研究開発費研究事業「心身症・摂食障害の治療プログラムと臨床マーカーの検証」．国立研究開発法人国立精神・神経医療研究センター，2017.
5) 清水徹男，尾崎紀夫，他(編)．第18章 睡眠覚醒障害，標準精神医学．第6版，p439-452．医学書院，2015.
6) ナルコレプシーの診断・治療ガイドライン，日本睡眠学会
7) 井上雄一，岡島義(編)．不眠の科学．付録．朝倉書店，2012.
8) Freeman D, et al. The effects of improving sleep on mental health (OASIS): a randomised controlled trial with mediation analysis. Lancet Psychiatry. 2017; 4: 749-758.
9) Watanabe N, et al. J Clin Psychiatry. 2011; 72: 1651-1658.
10) Uchitomi Y, et al. Depression and psychological distress in patients during the year after curative resection of non-small-cell lung cancer. J Clin Oncol. 2003; 21: 69-77.
11) Akechi, et al. Major Depression, Adjustment Disorders, and Post-Traumatic Stress Disorder in Terminally Ill Cancer Patients: Associated and Predictive Factors. J Clin Oncol. 2004; 22: 1957-1965.
12) Anja Mehnert, et al. Four-Week Prevalence of Mental Disorders in Patients With Cancer Across Major Tumor Entities: Journal of Clinical Oncology. 2014; 32: 3540-3546.
13) Massie MJ, et al. Delirium in terminally ill cancer patients. Am J Psychiatry. 1983; 140: 1048-1050.
14) 日本総合病院精神医学会せん妄指針改定班(編)．せん妄の臨床指針．せん妄の治療指針第2版．日本総合病院精神医学会治療指針位置1. p1-32．星和書店，2015年.

第 8 章

器質性精神疾患(症状性を含む)とてんかん

1
神経認知障害群総論
(軽度認知障害 mild cognitive inpairment; MCI を含む)

ICD-11 における認知機能障害の分類は，ICD-10 や DSM-Ⅳにおける分類と DSM-5 における分類のいわば折衷的なものとなっている

大分類としては神経認知障害群（neurocognitive disorders）という項が立てられ，そのもとに一過性の神経認知障害であるせん妄（意識障害），および軽度の認知障害である軽度神経認知障害（mild neurocognitive disorder），健忘だけを特徴とする健忘症候群（amnestic disorder）そして従来からの認知症概念である認知症（dementia）を含む形となっている。DSM-5 では神経認知障害を単純に軽度と重度に分け，健忘症候群についても神経認知障害に含める改定を行っていることから考えると，健忘症候群を独立した項目とし，さらには概念的には変更されているにも関わらず認知症という用語を残した点も，折衷的と言わざるを得ない。

とは言え，今後しばらくは ICD-11 に基づいた診断分類がなされることになるため，この章ではまず ICD-11 におけるそれぞれの定義を述べ，そのうえで各疾患についての詳細を述べていくこととする。

2
神経認知障害群各論

神経認知障害とは，神経発達の段階ではなく，一度発達した神経系が何らかの原因で損傷あるいは機能低下を生じることで，それまで獲得していたはずの認知機能が低下する障害を指す。多くの精神疾患で認知機能が低下することが知られているが，神経認知障害群には，あくまで認知機能の低下が中心症状であるものを含める。ただし，精神お

よび行動の障害に含まれないような他の身体的障害の結果として生じるもの（例えば脳腫瘍にともなう認知機能低下）は二次性の神経認知症候群とし区別する。

2-1

せん妄

せん妄は注意やアウェアネス（気づき；たとえば周囲の状況に対する見当識）の障害によって特徴づけられる。短期間のうちに症状は出現し，症状は一日の中でも変動する傾向にある。結果として他の認知機能障害，たとえば記憶の障害や言語，視空間認知の障害などを伴うことがある。身体疾患，物質による中毒・離脱，投薬に起因して生じる。

せん妄はこのように一過性に生じる注意の障害であり，日内変動あるいは日によって症状の重症度が大きく変動することを特徴とする。過覚醒型と低覚醒型に分けられ，前者では患者は不穏で興奮しやすく幻覚を伴いやすいのに対し，後者では傾眠傾向を示し，精神運動活動量の低下を示す。せん妄は何らかの身体疾患や物質の中毒，投薬などから二次的に生じ，治療としては原疾患の治療を優先し，精神症状に対しては対症的に抗精神病薬を使用することが多い。

2-2

軽度神経認知障害 (mild neurocognitive disorder)

以前の認知機能から低下したことの自覚により特徴づけられ，一つまたは複数の認知ドメイン（認知領域）において機能低下の客観的な証拠があるものの，日常生活に支障が出るほど重症ではないものを指す。認知機能の低下は，加齢によるものだけでは説明できない。

従来，認知症の研究の中ではピーターセン（Petersen RC）らが mild cognitive impairment という概念を提唱しており，①健忘型，②複数の認知ドメインにまたがる型，③記憶以外の認知機能低下のタイプの三つに分類している。加齢の影響だけでは説明がつかないが，認知症の診断基準を満たすほどではない認知機能障害，という意味では，ICD-11 の軽度神経認知障害とほぼ同じものと考えてよい。

2-3

健忘症候群 (amnestic disorder)

DSM-5 と異なり，ICD-11 では健忘症候群が認知症と独立したまま残された。つまり，従来通り記憶の障害については特別に扱う，という視点が残されたわけである。一方で後述する通り，認知症概念は残され，従来通り二つ以上の認知ドメインの低下とされたが，記憶を特別に扱うことはなくなっている。

いずれにせよ，健忘症候群とは新しい情報を学習・記憶する能力，あるいは過去に学習あるいは記憶した情報を取り出す能力の障害とされている。記憶は，主に言語を利用し意識内容にのぼるタイプの宣言的記憶（あるは顕在記憶・陳述記憶）と，言語を利用しない，いわゆる体で覚える技術などの記憶である非宣言的記憶（あるいは潜在記憶）に分類される。また，宣言的記憶には，自らが参加し，日時などの付加情報が存在するエピソード記憶（日記に書くような内容の記憶）と，そういった付加情報のないいわゆる知識である意味記憶に分類される。この中で，健忘症候群の定義のなかに含まれる記憶としては，主に宣言的記憶，特にエピソード記憶が想定されている。また，記憶と名前はついているが即時記憶あるいは作動記憶（ワーキングメモリ）は注意機能に分類される能力であり，ここでいう記憶能力には含まれない。多くの場合，近い記憶（数時間から数日など）から失われやすく，子供のころの記憶など古い記憶を想起することは比較的障害されにくい。したがって，今日が何月何日かといった質問に対して健忘症候群の患者が正答できないことはよくあるが，自らの誕生日について返答できない患者は稀であり，他の疾患を除外する必要を示唆する。また，脳の機能障害をきたす原因となる疾患が生じた以降の新しい情報についての記憶の障害を前向性健忘，その時点より昔の記憶についての障害を逆向性健忘と呼ぶ。たとえば，外傷性脳損傷などで急性期に意識障害を伴った場合，事故の日の出来事，長い場合には事故までの数年間の記憶が想起できないということがしばしば生じる（逆向性健忘）。多くの場合は，徐々に思い出せない期間は短くなることが知られている。

記憶についての神経基盤としては，パペッツの回路（Papez circuit）が知られており，この回路は海馬から脳弓を通り乳頭体，乳頭体視床路，視床前核から帯状束を通り嗅内皮質，海馬へと戻る閉鎖回路である。この回路のどの領域の脳損傷でも健忘症候群は生じうるし，ほかにも前脳基底部のような記憶に大事な脳領域も存在する。代表的な原因疾患を以下に挙げる。

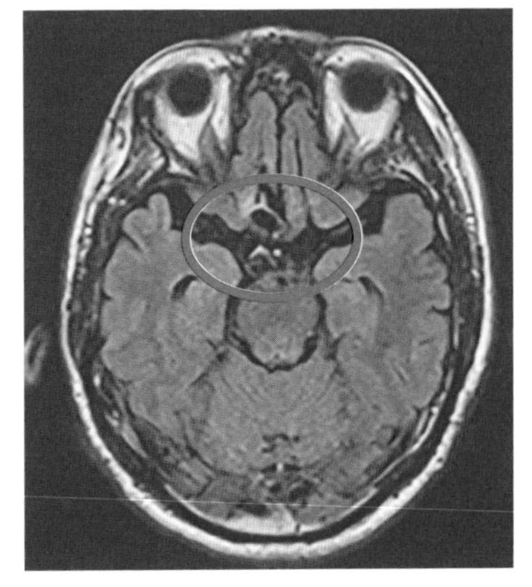

図 8-1

前脳基底部損傷

前頭葉の底面尾側寄り**図 8-1** の枠線で囲んだ領域を前脳基底部と呼ぶ（図は前交通動脈動脈瘤破裂による同部位の損傷例）。この領域にはアセチルコリンによって作動する神経細胞核が多く存在し，損傷に伴って重篤な健忘症候群をきたす。また，この領域の近傍を通過する同じく記憶能力に重要な神経線維である脳弓も，この領域の損傷に伴って障害されやすい。

損傷の原因となる疾患としては，前交通動脈動脈瘤の破裂によるくも膜下出血やこの近傍領域に生じやすい脳腫瘍（頭蓋咽頭腫など）が挙げられる。

海馬などの側頭葉内側面損傷

海馬など側頭葉内側面の脳領域は，記憶に非常に重要な脳領域として知られている。したがって，この領域の脳損傷に伴って重篤な健忘症候群が生じる。

ウィルス性脳炎や自己免疫性脳炎などの脳炎の多くがこの領域を選択的に障害することが知られており，後遺症として健忘症候群を生じやすい。

アルコール多飲に伴うコルサコフ症候群

アルコールに伴う健忘症候群はICD-11ではアルコールによる神経障害として別の項目に分類され，健忘症候群から除外することとなっている。しかしながら，症状としては重篤なエピソード記憶の障害を呈し，乳頭体の変性を画像上認めることが多いとされている。

2-4

認知症

前述の通りICD-11では認知症という用語が残され，従来通り二つ以上の認知ドメインがもともとのレベルより低下しており，その低下は年齢のみからは説明できず，日常生活に問題を生じている病態，という定義となった。認知ドメインには記憶・遂行機能・注意・言語・社会的認知と判断・精神運動速度（psychomotor speed）・視覚認知あるいは視空間能力が挙げられている。従来との変更点は，二つの中に記憶能力の障害が必ずしも含まれなくてよいという点であり，記憶障害を伴わない場合でも認知症と呼ぶことが可能となっている。その上で，認知症の原因疾患として代表的なものを四つ列挙し，頻度の低いものについてはその他の項目にまとめている。以下では，それぞれの代表的な疾患についての解説を行う。

1．アルツハイマーに伴う認知症

1906 ～ 1907年にアルツハイマー（Alzheimer A）が初めて報告した疾患で，認知症の一番多い原因疾患とされている。もともとアルツハイマーが報告した症例は，今でいう若年性認知症（65歳未満で発症する認知症の総称）であるが，その後の研究でアルツハイマー病に認められる病理学的変化は，むしろ高齢者に多く認められることが分かってきた。したがって，最近では特に断らずにアルツハイマー病という場合，高齢発症のアルツハイマー病を指すことが多い。また，若年発症型では，非典型的な症状を呈することが多いことも特徴とされる。

常染色体優性遺伝形式をとる若年性アルツハイマー病も知られているが，遺伝形式が分かっているのは約 1 割程度で，よくわかっていないのが実情である。一方で，高齢発症型のアルツハイマー病は，年齢そのものが危険因子とされ，70 歳代よりも 80 歳代のほうが有病率が格段に上昇する。また，高齢発症のアルツハイマー病では，アポリポ蛋白 E 遺伝子がその発症頻度に大きく関連していることが分かっている。

一般的にイメージされる「もの忘れ」で発症するタイプは基本的には高齢発症型のアルツハイマー病であり，若年発症型では失語や失認，失行などの記憶障害以外の症状が初期症状として認められることが多く，確定診断までに時間がかかることも多い。いずれの場合でも，神経細胞外に老人班と呼ばれる不溶性のβアミロイド蛋白の沈着が，細胞内には微小管を本来は構成するタウ蛋白が過剰にリン酸化された神経原線維変化と呼ばれる沈着物が認められる。物忘れなどの臨床症状が出現する十数年から二十数年前にはアミロイドの沈着が始まっていることが分かっており，いまのところ，アミロイドの沈着ののち，タウ蛋白の沈着が生じ，最終的に脳萎縮が生じると考えられている。症候学的診断には，他の特徴的な認知症性障害を除外することが必要となる。

MRI では初期から生じる側頭葉内側面の萎縮が，SPECT では後部帯状回，楔前部などの血流低下が認められれば，アルツハイマー病である蓋然性が高まる。

さらに新しい検査方法として，アミロイド PET や髄液検査が挙げられる。PET は SPECT と違い半減期の短い放射性同位体を使用するため，特別な加速器を必要とし，利用できる医療施設は限られる。しかし，いくつかのアミロイドマーカーが開発されており，PET を用いることで脳内のアミロイドを直接測定することができるようになっている。

髄液検査とは，脳や脊髄を包んでいる脳脊髄液を腰椎間から採取し，その成分などを調べる検査である。最近では，髄液中のアミロイド蛋白，あるいはタウ蛋白を直接測定することが可能となっており，診断困難例には利用されることがある。老人班を形成するアミロイドβは，アミノ酸 42 個からなる Aβ-42 が主に凝集したものであり，髄液中ではこの Aβ-42 の濃度が低下することが分かっている。また，タウ蛋白ではその一種である p タウ蛋白が髄液中で上昇することが分かっており，それぞれ単独で利用されたり，あるいはこれらのバイオマーカーの比が利用されたりしている。

2. 脳血管障害に伴う認知症

脳内の血管が詰まる（脳梗塞），あるいは脳内の血管が破れる（脳内出血）ことにより脳損傷をきたし，結果として認知機能障害が生じるものを脳血管性認知症と呼ぶ。認知症の原因疾患としてはアルツハイマー病に次いで多く，高齢の認知症患者では両者の合併も多いことが知られている。

脳を栄養する血管は，左右の内頸動脈および椎骨動脈の 4 本のみで，それぞれ前方循環・

後方循環を担当するが，頭蓋内に入った動脈はしばらく脳表に沿って走行したのち，穿通枝と呼ばれる脳深部に入っていく枝を出す。太い動脈が分岐を繰り返すごとに細くなっていき，最終的には毛細血管を経て静脈系に流入することになる。したがって，より太い動脈が血栓などでつまった場合などは，広範囲の脳組織に脳梗塞を生じることになるし，分岐を繰り返したのちの細い動脈の場合は，その血管が栄養する小さな脳領域に影響が出る。このように，脳血管性に認知症が生じる場合，どの動脈が梗塞あるいは出血したかによって，症状は大きく異なる。さらに，ビンスワンガー病のように，皮質下白質を中心として虚血性病変が広がるタイプも存在する。

基本的には損傷した脳部位に対応する麻痺や感覚の障害などの神経学的所見を伴い，脳血管イベントに応じて段階的に進行する。損傷した脳領域以外の部位については機能が保たれるため，能力の低下はまだらであることが特徴で，少なくとも初期には病識は保たれていることが多い。

米国国立神経疾患・脳卒中研究所（NINDS）と Association Internationale pour la Recherché et l'Enseignement en Neurosciences（AIREN）による診断基準（NINDS-AIREN）では，下記のように分類されている。

1．多発梗塞性認知症

　　皮質・皮質下領域に大きな完全梗塞が多発するもの

2．戦略的単一部位梗塞性認知症

　　A．皮質領域
　　　角回
　　　前大脳動脈領域
　　　中大脳動脈領域
　　　広大脳動脈領域
　　B．皮質下領域
　　　視床
　　　前脳基底部

3．認知症を伴う脳小血管病

　　A．皮質下領域：多発性ラクナ梗塞　ビンスワンガー病
　　B．皮質領域：脳アミロイド血管症

4．低循環によるもの

5．出血性認知症

6．その他の機序によるもの

3. レビー小体型認知症

パーキンソン病は，1817 年にパーキンソン（Parkinson J）が "an essay on the shaking palsy" という報告のなかで初めて報告し，臨床症候群としてまとめられた。その後，

1912年にレビー（Lewy FH）がパーキンソン病の背景病理として現在ではα-シヌクレインと呼ばれるようになった蛋白質封入体を発見し，この異常蛋白により神経変性が進行することが分かった。1976年に小阪らが，従来パーキンソン病では脳幹に存在する黒質を中心に認められていたレビー小体が，広範な大脳皮質に認められた認知症剖検例について報告し，以後，レビー小体の沈着により脳萎縮が進行する神経変性症の研究がすすめられた。

パーキンソン病の運動症状発症から1年以内に認知機能障害が始まる場合，あるいは認知機能障害が運動症状に先行する場合，レビー小体型認知症と呼ばれる。一方で，1年以上経過したのちに認知機能障害が生じる場合は認知症を伴うパーキンソン病（Parkinson disease with dementia; PDD）と呼ばれる。2017年に改定されたレビー小体型認知症の診断基準は下記のとおりである。診断基準に示されている通り，認知機能は一日のうちあるいは日をまたいで動揺する傾向にあり，簡易な認知機能スクリーニング検査でも，施行のたびに点数が変動する傾向にある。幻覚，特に幻視も特徴的で，幻視が出現する以前からパレイドリア（意味のない模様やパターン画像に意味のある形を見出す現象：例えば空に浮かんだ雲が顔のように見えるなど）を生じていることが多いと報告されている。また，レム睡眠行動異常とは，その名の通りレム睡眠時の行動異常を指し，本来夢を見ている睡眠であるレム睡眠時には夢に影響されて体が動くことがないように体が弛緩するようになっているが，体の弛緩が不十分なため，大きな寝言をいう，起きだして夢に影響されたような行動を行う（夢遊状態）などの症状を認める。

1．進行性の認知症

2．中核的特徴（二つ以上，または中核的特徴一つと指標的バイオマーカー一つ以上で臨床的にDLB）

　注意や明晰さの著明な変化を伴う認知の変動
　繰り返し出現する具体的な幻視
　特発性のパーキンソニズム
　認知機能の低下に先行することもあるレム期睡眠行動異常症

3．支持的特徴

　抗精神病薬に対する重篤な過敏性
　姿勢の不安定性；繰り返す転倒
　失神または一過性の無反応状態のエピソード；高度の自律機能障害
　過眠
　嗅覚鈍麻
　幻視以外の幻覚；体系化された妄想；アパシー，不安，うつ

4．指標的バイオマーカー

　ドパミントランスポーターの取り込み低下
　MIBG心筋シンチグラフィでの取り込み低下

睡眠ポリグラフ検査による筋緊張低下を伴わないレム睡眠の確認

4．前頭側頭型認知症

もともと，前頭葉や側頭葉に粗大な脳萎縮をきたす疾患は，1892 年にピック（Pick A）により報告されていた。報告された疾患は，ピック球という嗜銀顆粒性の細胞封入体が存在することが特徴であったが，その後ピック球が無いものが発見され，現在ではいくつかの疾患を包含する概念として前頭側頭型認知症という用語が使われるようになっている。側頭葉から変性が生じるタイプについては，1980 年代以降にメスラム（Mesulam MM）らが原発性進行性失語症という症候学的概念でまとめた疾患群を含む。いずれにしても，前頭葉あるいは側頭葉のいずれか，あるいは両方が経過の中で進行性に萎縮することが特徴とされ，その病理学的背景，遺伝子的背景については近年研究が進み，非常に多様であることがわかっている。

1）行動障害が目立つタイプの前頭側頭型認知症

行動障害型前頭側頭型認知症（behavioral variant of frontotemporal dementia; bvFTD）と呼ばれる。従来ピック病といわれていたものにほぼ対応し，その名の通り，神経変性に伴う脳萎縮は前頭葉から始まる。

DSM-5 に従えば，診断基準は次のようである。

a）以下の行動異常のうち三つ，またはそれ以上：

ⅰ．行動の脱抑制

ⅱ．アパシーまたは無気力

ⅲ．思いやりの欠如または共感の欠如

ⅳ．保続的，情動的または強迫的／儀式的行動

ⅴ．口唇傾向および食行動の変化

b）社会的認知および／または実行能力の顕著な低下

また，その他の特徴として（基準 D）「比較的保たれている学習と記憶，知覚運動機能」が挙げられている。すなわち，この疾患では，少なくとも初期においては記憶の障害が目立たず，脱抑制，無気力などの性格・行動変化が前景に立つことを示している。実際，この疾患の患者の初診時の主訴（なぜ病院にかかることにしたか）は，多くの場合物忘れではなく，「怒りっぽくなった」などの性格・行動変化であり，家人に促されて来院するということも多い。保続的傾向とは，本来は同じことを行動として繰り返すことであるが，一つの考え，やり方などにこだわるということもここに含まれる。周遊行動は特徴的で，毎日決まったコースを特に理由もなく散歩する（周遊する）行動が認められることもある。この行動は，普通の散歩とは違い，楽しい，あるいは健康に良いといった考えとは無関係に行われ，時には土砂降りの雨の日でも出かけようとする場合もある。口唇傾向とは，なんでも手に触れるものを口に持っていこうとする傾向であり，味覚変

化も生じやすいことから，時に食べられないようなもの（生肉，洗剤など）まで口に運ぼうとするため，そういうものを目につかないように隠しておく必要が出てくる。

2）言語症状が目立つタイプの前頭側頭型認知症

言語障害型は，行動障害型に比較し，DSM-5では非常に簡単にしか説明されておらず，症状として「発話量，喚語，呼称，文法，またはご理解の形における，言語能力の顕著な低下」が挙げられているのみである。このタイプの前頭側頭型認知症は，臨床的には原発性進行性失語としてまとめられてきた疾患群にあたるため，ここでは原発性進行性失語（primary progressive aphasia; PPA）の最新の分類に従って，説明する。また，このタイプに分類される認知症は，いずれも言語の困難さが初期症状としてあらわれ，変性疾患であることを背景に症状は進行性である。最初に報告したのはメスラムで，彼は1981年の“Slowly progressive aphasia without generalized dementia”という論文の中で，6例の右手利きの症例を提示し，初期は失語症状のみを呈し（つまり一般的な認知機能については障害されておらず），かつ進行性に失語症状が悪化していくとともに他の認知機能についても低下していく一群の疾患の存在を提唱した。その後，いくつかのサブタイプに分類することが提唱され，原発性進行性失語症という概念が形成されていく。

a）非流暢／失文法型

最新の診断基準では，中核症状として次のいずれかを満たし，

1．言語産生における失文法
2．一貫しない音の誤りと歪みを伴う努力性のたどたどしい発語（発語失行）

さらに次の三つの特徴のうち，少なくとも二つを満たさなければならないとされる。

1．複雑な構文の理解障害
2．単語レベルでの理解は保たれている
3．対象物の知識は保たれている

失文法とは，知的能力の低下などほかの原因がないにも関わらず，文法を利用する能力のみが低下する状態を指す。特徴的なのは「て・に・を・は」などの助詞の脱落で，典型的には電文体の「ハハキトクスグカエレ」式の発話や書字となる。意味理解は良好であるにもかかわらず，音韻の処理が難しくなることも特徴的で，平仮名の錯書（別の平仮名に書き間違う）を生じることもある。

初診時の主訴は多くの場合「うまくしゃべれなくなった」というもので，音を誤る（音韻性錯語）または音がゆがむ（発語失行）ために滑らかに流暢にしゃべれなくなったことを自覚して来院することが多い。初期には言語能力以外の能力は保たれており，記憶の低下も認められない。責任病変は，左の中心前回腹側であることが分かっており，脳萎縮の進行に伴い病変が広がると，行動障害型と同様の症状が出現してくる。

b）意味型

診断基準では，中核症状として次のいずれかを満たし，

1．物品に対する呼称障害

2．単語理解の障害

次の三つの特徴のうち少なくとも二つを満たさなければならないとされる。

1．対象物の知識の障害（特に低頻度，低親密度のものに対して）

2．表層失読もしくは表層失書

3．復唱は保たれている

4．発話産生（文法と発話運動面）は保たれている

物品の呼称とは，すなわち物の名前が想起できる，ということを指す。この型の進行性失語では，初期は使用頻度が低くあまりなじみのない（低親密度）名詞およびそれが意味する概念が失われ，徐々に失われる名詞・概念が多くなり，最終的には「あれ」「これ」「それ」といった指示代名詞が残り，さらに進行すると無言症（mutism）の状態となる。健常者にも起こる，「名前が出てこない」という現象ではなく，名前が指す概念そのものが失われていくことが特徴で，たとえば犬を飼っている患者に「犬の散歩行きましたか？」と尋ねると，「犬ってなんでしたっけ？」というようなまるで「犬」という単語を初めて聞いたような反応が認められる。表層失読・失書とは，単語の意味理解ができないために生じる失読・失書で，「案山子（かかし）」などのいわゆる熟字訓などを，「あんないし」のように読む，書字の際も同様で当て字的な書き間違いをする，ということが特徴である。一方で発話は流暢なことが多く，音の歪みも生じない。つまり，非流暢型が発語失行（音の歪み）や音韻性錯語（誤った音への置換）を特徴とするのに対し，意味型ではそのような特徴を認めない。上記のように主に名詞やそれが指す概念自体が失われていく一方で，初期には記憶障害は目立たない。責任病変は左側頭葉底面から側頭極にかけてであり，MRI 画像などでは，肉眼でもわかるほどの脳萎縮を生じていることが特徴とされる。

c）ロゴペニック（言語減少）型

この型が提唱されたのは比較的最近で，昔から報告されていた言語症状を中心症状として生じるアルツハイマー病を再定義したものと考えてよい。したがって，前頭側頭型認知症の 1 型に分類されるものではないのだが，「進行性失語症」の枠組みで考えるべき疾患であるため，ここで説明を行う。背景病理としては，アルツハイマー型の病理変化の報告が多く，過半数の症例がアルツハイマー病ではないかと考えられている。

ロゴペニック（logopenic）という言葉自体は，“lack of words” を意味するギリシャ語に由来し，文法障害がなく，音の歪みがないにも関わらず，発話される単語量が低下することからつけられた。語探索に時間がかかるため，発話はたびたび中断され，全体として単位時間あたりに発話される単語量は少ない。また，言語性短期記憶（ワーキングメモリ）の低下が認められることが多く，結果として長い文になると復唱に障害を認める。診断基準としては中核的症状として次のいずれもを満たし，

1．自発話における喚語困難（発語の流暢性は喚語の停滞により遮られる）および呼

称の障害

2．文および句の復唱障害

次のその他の特徴のうち少なくとも三つの項目を満たす。

1．自発話と呼称時の発話音の（音韻的な）誤り

2．発話の運動面は保たれている（構音の歪みはない）

3．語の理解と物の知識は保たれている

4．表出言語で文法は保たれている

3 高次脳機能障害

「高次脳機能障害」は日本独自の行政用語で，平成 13 年度に開始された厚生労働省の「高次脳機能障害支援モデル事業」によって策定された。脳損傷者の後遺症のうち，純粋な運動障害，知覚の障害以外で，どのような要因が日常生活・社会生活の困難に結びついているかの検討がなされ，「記憶障害」「注意障害」「遂行機能障害」「社会的行動障害」の四つの認知障害が重要であることが判明した。この四つの認知障害を中心とした脳損傷後の認知障害を「高次脳機能障害」と呼ぶ。DSM-5，ICD-11 における神経認知障害群と症候学的にはほぼ同一のものを指すが，行政用語として作成されたことを背景に，すでに様々な福祉サービスが存在する周産期における脳損傷例，あるいは発達障害，さらに介護保険の対象となるような進行性の認知症性疾患は含まれない。今後小児脳損傷例をどこまで含める概念として運用されるかは未定だが，初期の概念としては，すでに正常に発達した脳が急性（たとえば外傷性脳損傷），亜急性（脳炎など）の傷病により損傷を受け，その結果として上記のような後遺症を生じた場合を指すと規定されている。

4 てんかん

てんかん発作とは，脳の一部または全体において過剰または同期性の異常なニューロン活動が生じた結果起こる，一過性の徴候または症状のことを指す。脳の一部が発作を生じている場合を部分発作（あるいは局在関連発作，焦点発作）と呼び，脳の全体が関

わる発作を全般性発作と呼ぶ。「てんかん」という病名は，このようなてんかん発作を引き起こす持続性素因を特徴とする脳の障害のことを指す。例えば，けいれん発作は全般性てんかんの症状として生じるが，てんかんの診断を下すためには，このような発作が持続的に起こりやすい状態である，ということが必要となる。国際抗てんかん連盟（the International League Against Epilepsy; ILAE）が 2005 年に発表した定義では，「24 時間以上の間隔で生じた 2 回の非誘発性発作」がある場合にてんかんと診断することとなっていたが，実臨床の場においては，典型的なてんかんに関しては 1 回の非誘発性発作が認められただけでも加療を開始すべきという意見が多く，実際加療しない場合に過半数の患者が 2 回目の発作を経験するというデータがあることから，2014 年に「てんかんの実用的臨床定義」として次のようにまとめられた。すなわち，1）24 時間 以上の間隔で 2 回以上の非誘発性（または反射性）発作が生じる，2）1 回の非誘発性（または反射性）発作が生じ，その後 10 年間の発作再発率が 2 回の非誘発性発作後の一 般的な再発リスク（60％以上）と同程度である，3）てんかん症候群と診断されている，というものである。ICD-11 のてんかんの定義はこの定義を踏襲しており，まったく同じ表現が使われている。いずれにしても，てんかんの定義には，1）発作が生じること，2）発作を生じやすい脳の状態が持続していることが含まれ，結果としててんかんの分類も発作型の分類とてんかん症候群の分類が存在する。稀な疾患ではなく，約 100 人に一人が発症するとされており，特に近年では高齢者の微小な脳血管障害やアルツハイマー病などの変性疾患に伴うてんかんが注目を集めている。

4-1

発作型の分類

てんかん発作は，発作に関連する脳部位によって生じる発作の形式が異なる。脳の一部から発作が生じる場合を焦点発作と呼び，脳全体から生じる場合を全般発作と呼ぶ。

1．焦点発作

焦点発作は，大きく意識障害が生じる型と生じない型に分けることができる。意識障害が生じない型は従来の単純部分発作と呼ばれる型と同一と考えてよい。てんかん発作の焦点がどこにあるかによって症状は異なり，焦点部位を表す言葉と共に「前頭葉てんかん」「側頭葉てんかん」などと実際には呼ばれることが多い。よく生じる症状としては，首の回旋などの運動徴候を呈するもの，体性感覚あるいは幻臭などの特殊感覚症状を呈するもの，嘔気などの自律神経症状あるいは徴候を呈するもの，既視感（デジャビュ）・未視感（ジャメビュ）などの精神症状を呈するものが挙げられる。自覚的な感覚，精神的現象のみの場合は，従来は「前兆」または「前兆発作」と呼ばれることがあった。

単純部分発作で始まり意識減損に移行するものを意識障害ありの焦点発作（認知障害発作）と呼ぶ。これは従来複雑部分発作と呼ばれていたものにあたり，意識減損を反映し患者には発作時の記憶がないか少なくとも曖昧である。

また，従来二次性全般化発作と呼ばれていた，部分発作から始まり全般発作に移行するタイプについては新しい分類では「両側性けいれん性発作」と呼ぶことになっている。

2. 全般発作

全般発作とは，両側の大脳半球が発作に関連しているものを指す。一般的に流布しているてんかん発作のイメージは，強直間代発作で，がくがくと手足を震わせる（間代）運動と進展する肢位（強直）を繰り返すものであるが，これは全般発作の 1 型に過ぎない。全般発作は，意識減損を主症状とする欠神発作，体全体あるいは頭部，足の両側の筋肉の一部が強く収縮するミオクロニー発作（結果として持っているものを落としたり投げたりしてしまうことがある），上記の強直間代発作，強直のみの強直発作，間代のみの間代発作に分類される。また，焦点発作全般発作いずれにも分類されないものとしててんかん性スパズム（筋肉が一瞬硬直する症状）が挙げられる。

4-2

てんかん症候群の分類

発作の分類は，現象としてどのような発作が生じるかによる分類であった。一方で，脳波所見や発症年齢，器質的要因などから，いくつかのてんかん症候群に分類される。2010 年の ILAE の分類では，それまで使われていた「特発性」という用語は「素因性」に，「症候性」は「構造的／代謝性」に，「潜因性」は「原因不明」に置き換えられ，次のように分類されている。

1. 脳波・臨床症候群（発症年齢別）

新生児期

良性家族性新生児てんかん
早期ミオクロニー脳症
大田原症候群

乳児期

遊走性焦点発作を伴う乳児てんかん
West 症候群
乳児ミオクロニーてんかん
良性乳児てんかん
良性家族性乳児てんかん

Dravet 症候群

非進行性疾患のミオクロニー脳症

小児期

熱性けいれんプラス（乳児期から発症することがある）

早発良性小児後頭葉てんかん症候群

ミオクロニー脱力発作を伴うてんかん

中心側頭部棘波を示す良性てんかん

常染色体優性夜間前頭葉てんかん

遅発性小児後頭葉てんかん

ミオクロニー欠神てんかん

Lennox-Gastaut 症候群

睡眠時持続性棘徐波を示すてんかん性脳症

Landau-Kleffner 症候群

小児欠神てんかん

青年期から成人期

若年欠神てんかん

若年ミオクロニーてんかん

全般強直間代発作のみを示すてんかん

進行性ミオクローヌスてんかん

聴覚症状を伴う常染色体優性てんかん

その他の家族性側頭葉てんかん

年齢と関連性が低いもの

多様な焦点を示す家族性焦点性てんかん

反射てんかん

2. 明確な特定症候群

海馬硬化症を伴う内側側頭葉てんかん

Rasmussen 症候群

視床下部過誤腫による笑い発作

片側けいれん・片麻痺・てんかん

3. 構造的／代謝性の原因に帰するてんかん

皮質形成異常（異所性灰白質など）

神経皮膚症候群（結節性硬化症など）

脳腫瘍

中枢神経の感染症

外傷性脳損傷

血管腫
周産期脳障害
脳卒中
その他

4. 原因不明のてんかん
良性新生児発作
熱性けいれん

4-3

てんかん発作と精神症状

てんかんは，脳の自律的な興奮状態を引き起こす疾患であり，様々な形で精神症状を呈することがある。治療に際しては，精神症状がてんかんそのものによって引き起こされる直接的な因果関係のあるものかどうかの見極めが必要となる。大きく，発作そのものによる精神病状態，発作後精神病状態，発作間欠期精神病状態に分けることができる。

1. 発作前駆症状

発作に前駆する形で，頭痛や易怒性，抑うつ気分が出現し，発作が生じるとこれらの症状は消失する。治療はてんかん発作そのものの予防であり，発作が抑制されれば前駆症状も消失する。

2. 精神発作

言語，記憶，情動などの高次脳機能の障害，錯覚や幻覚などの感覚の障害を主な症状とする発作である。てんかん発作として幻臭や幻視，幻聴などの症状，あるいは失語や恐怖感などの症状が出現し，発作が終了すれば収まることが多い。焦点発作の症状として生じるため，抗てんかん薬による発作の予防が重要である。

3. 非けいれん性てんかん重積状態

欠神発作あるいは複雑部分発作の重積状態では，意識障害を主症状とし，困惑した状態，反応性の低下，せん妄様の行動変化を数時間から数日にわたり生じることがある。診断は脳波検査により，状態を改善させるためにはジアゼパムの注射などで発作をとん挫させる必要がある。

4. 発作後もうろう状態

全般性発作あるいは意識障害を伴う焦点発作にひきつづき，もうろう状態を呈することがある。多くの場合は短時間で回復するか，そのまま睡眠に移行するが，時に数時間，稀に数日のもうろう状態を呈することがある。自然回復するため，基本的にはその間の安全の確保を行うのみでよい。

5. 発作後精神病状態

比較的大きな発作や群発する発作の後，もうろう状態，その後の意識清明期間を挟んだのち，急性精神病状態を呈することがある。高揚気分や誇大的な妄想，時に易怒的，焦燥的な言動をきたし，行動制限を必要とする場合も多い。数日から長くても 1 か月程度で自然に回復するが，回復するまでの間は鎮静などの対症的加療を要する。

6. 発作間欠期の精神症状

てんかんでは，発作の生じていない期間（発作間欠期）に精神病症状がみられることがある。1）から 5）までが発作周辺期精神症状と呼ばれ，基本的には発作を抑制することが対処法になるのに比べ，間欠期に認められる精神症状は多彩で，幻覚妄想などの統合失調症様の病態から抑うつ気分などの気分障害様の病態までさまざまである。基本的には症状に対して対症的な加療を行うが，向精神薬にはてんかん閾値を下げるものがあり，注意が必要である。また，発作が抑制された時期に精神病性エピソードを呈する場合があり，特に交代性精神病（てんかんと精神病性障害が交代に生じる）と呼ばれる。

7. 抗てんかん薬による精神症状

抗てんかん薬そのものによる副作用として精神症状が生じることがある。統合失調症様の症状，気分障害様の症状，あるいは過鎮静に伴う全般的精神機能の低下などがみられることがあり，処方変更を含めた慎重な対処が必要となる。

8. 心因性非てんかん性発作（偽発作）

心因性非てんかん性発作の診断には，発作症状がその反復性や随伴する神経症状からてんかんに非典型的で，症状や病歴からこの病態が強く疑われること，ビデオ脳波同時記録による発作の非てんかん性の確認などが必要となり，基本的にはてんかんを除外診断することが必要となる。一方で，てんかん発作をもつ症例において心因性非てんかん性発作を同時に認めることも稀ではなく，どのタイプの発作が真のてんかん発作で，どのタイプの発作はそうではないのかを慎重に見極める必要がある。治療としては，心因性非てんかん性発作が患者の疾病利得につながることを避け，心理・社会的な介入を行うとともに不要な投薬については整理を行う必要がある。

4-4

てんかんと社会

てんかんの漢字表記は癲癇であり，「精神に異常をきたす」という意味の癲と「ひきつけ，怒りやすい」という意味の癇の組み合わせの表記となっている。この標記に象徴されるように，てんかん（現在は平仮名で書くことが推奨されている）に対する偏見はまだなくなってはおらず，「てんかん」という病気に加え，「てんかんに伴う偏見」が患者を苦しめる場合があることを理解しておくことは重要である。

一方で，意識障害を伴う焦点発作や全般発作については，意識の減損があるというその特徴から，高所での業務，水中での作業，運転などの危険な業務は避けることが望ましく，現在の法律（道路交通法施行令）では他の意識障害をきたしうる疾患（低血糖発作や高血糖発作を伴う糖尿病，アルコール依存症など）と共に，運転については一定の制限を設けている。すなわち，発作が現在でもコントロール不良なものについては運転免許発行の拒否あるいは取り消し処分となり，例外として，発作が過去5年以内に起こったことがなく，医師が「今後，発作が起こるおそれがない」旨の診断を行った場合，発作が過去2年以内に起こったことがなく，医師が「今後，X年程度であれば，発作が起こるおそれがない」旨の診断を行った場合，医師が，1年間の経過観察の後「発作が意識障害及び運動障害を伴わない単純部分発作 に限られ，今後，症状の悪化のおそれがない」旨の診断を行った場合，医師が，2年間の経過観察の後「発作が睡眠中に限って起こり，今後，症状の悪化のおそれがない」旨の診断を行った場合などを挙げている。

参考文献

1) ICD-11　https://icd.who.int/browse11/l-m/en.
2) DSM-5「DSM-5　精神疾患の分類と診断の手引き」．監訳：高橋三郎，大野裕 医学書院，2014年.
3) 日本神経学会監修．認知症疾患診療ガイドライン2017．医学書院，2017年.
4) 池田学，一美奈緒子，橋本衛．進行性失語の概念と診断．高次脳機能研究．第33巻3号，304-309.
5) Diagnosis and management of dementia with Lewy bodies. Fourth consensus report of DLB Consortium. Neurology, Jul 4; 89(1): 88-100, 2017.
6) 高次脳機能障害者支援の手引き（改定第2版）
http://www.rehab.go.jp/brain_fukyu/data/（国立障害者リハビリテーションセンターHP内）
7) 日本神経学会監修．てんかん診療ガイドライン2018．医学書院，2018年.

第9章

精神作用物質による精神及び行動の障害

「精神作用物質による精神及び行動の障害」は，国際保健機関（WHO）による診断基準ICD-10における，いわゆる「依存症」を中心に扱うものである。その中には急性中毒（本邦の臨床ではアルコール多飲による脱抑制や意識障害が多い）や有害な使用（害は起こっているが「依存症」にまでは至っていないもの）など幅広い病態が含まれる。しかし，一般的に「依存症」と言われる概念を指すものはICD-10においては依存症候群である。しかし，2013年に改訂されたアメリカ精神医学会による診断基準DSM-5において「ギャンブル依存症」（DSM-5ではギャンブル障害）という物質を伴わない「依存症」も「物質依存症」（DSM-5では物質使用障害）と同じ項目に含まれることとなった。これを受けて近々改訂されるICD-11においても，「ギャンブル依存症」（ICD-10では病的賭博，ICD-11ではギャンブル症）に加えて「ゲーム依存症」（ICD-11ではゲーム症）も「物質依存症」（ICD-11では物質使用症）と同じ項目に含まれることが検討されている。

依存性物質は脳の報酬系に作用して依存を形成することが知られており，賭博行動などにも報酬系が関わることが知られている。このため患者は報酬系などに異常をきたす。いずれも依存対象が最優先となってしまい，進行すると日常生活に著しく支障をきたす。治療においては同じ悩みを持つものが集い，体験談を分かち合う自助グループ（相互援助グループという呼び名が海外では一般的）へ定期的に参加し，自分の体験を語り他人の体験に耳を傾けて内省を深めることが柱となる。

本章ではICD-10における依存症候群を中心に，病的賭博についても概説する。

I 成因

他の精神疾患同様，遺伝要因と環境要因が複合することで発症すると考えられている。「依存症」で広く出現率の高い遺伝子多型も見つかってはいるが，それだけでは十分に疾患を説明できない。ある程度の遺伝的要因に加えて，依存対象とする物質や行動が身近にあるといった環境要因（居住地域や人間関係，家庭環境，幼少時の逆境体験などを含む），アルコールや覚醒剤などの依存物質や賭博などの嗜癖行動による脳への影響などが想定されている。しかし，未だに本人の意思の問題と捉える人々も多い。

2
症状と診断総論

2-1
依存症候群

精神作用物質による精神及び行動の障害の中核となる，依存症候群の ICD-10 における診断基準を簡略化して**表 9-1** にまとめた。これに沿って症状について述べる。

表 9-1　依存症候群の診断基準

ICD-10 における依存症候群の基準を簡略化したもの。過去 1 年間の間に以下のうち三つ以上が同時に少なくとも 1 か月間持続して存在する場合に診断する。

- 渇望
- コントロールの喪失
- 離脱症状
- 耐性
- 依存性物質中心の生活
- 明らかに有害な結果が起きているにもかかわらず，依然として依存性物質を使用する

（融道男，他．ICD-10 精神および行動の障害―臨床記述と診断ガイドライン．医学書院，1993, 81-94）[1)]

渇望

飲酒や薬物摂取に対する強烈な欲求や衝動のことである。この渇望に突き動かされて飲酒や薬物摂取に至ってしまう。

コントロール喪失

飲酒や薬物を減らそうとしても出来ない，止めようと思っても止められない，ここまでで終わりにしようと思っても更に続けてしまう。

離脱症状

アルコールや薬物を繰り返して大量に長期間摂取した後，使用を止めたり使用量を減らしたりした際に生じるものである。通常，減量中止後 48 時間以内に出現する。振戦，

発汗，頻脈，悪心などの身体症状に加えて不安，抑うつ，睡眠障害などの心理的障害を認めることも少なくない。飲酒や薬物摂取（飲酒の場合は迎え酒など）によって一時的に軽減することも多い。けいれんやせん妄を伴うこともある。離脱せん妄の症状としては意識混濁と錯乱，幻覚と錯覚，著明な振戦が代表的である。

耐性

はじめ得られた効果を得るのに必要なアルコール・薬物の量が，繰り返しの使用により増大する状態。

依存性物質中心の生活

飲酒や薬物以外の活動を楽しめなくなり，それらの使用が生活の大部分を占めるようになる。

明らかに有害な結果が起きているにもかかわらず依然として依存性物質を使用

心身への悪影響を始めとする，様々な有害事象が生じ，本人もそれに気付いているにもかかわらず，アルコールや薬物を継続して使用する。

診断基準には組み込まれていないがよく見られるもしくは重要な病態

否認･･･自らにアルコールや薬物の問題があることを否認する。明らかに問題があるにもかかわらず，それを認めず矮小化して語ることが多い。

嘘言･･･自らの問題を隠すために嘘をつくことはしばしば認められる。否認の場面でも見られるが，アルコールや薬物，それを工面するための資金獲得のためや，問題を隠蔽するために使用されることが多い。この嘘により周囲は振り回されて疲弊することとなる。

周囲の巻き込み…依存性物質の獲得や摂取が最優先となるため，上記の嘘言のみならず，暴言・暴力による金の無心，家庭内外の窃盗，後始末の依頼（周囲が自発的にしてしまうことも多い）など様々な形で家族をはじめとする周囲の人々が巻き込まれて影響されることとなりがちである。

2-2

精神病性障害

アルコールや薬物の使用中もしくは使用直後に起こる，生き生きとした幻覚，人物誤認，関係妄想，関係念慮，精神運動興奮，昏迷，恐怖や恍惚などの異常感情などを呈する精神病性症状の一群である。統合失調症と誤診されることがある。統合失調症様のもの，躁病様のもの，うつ病様のものなどがある。

3

症状と診断各論

依存性のある物質を**表 9-2** にまとめた。以下，この順序に従いそれぞれの症状について述べていく。しかるのちに物質を伴わない病的賭博についても述べる。

表 9-2　依存性のある物質の分類

鎮静系の薬物 ・アルコール　・アヘン　・大麻　・鎮静薬あるいは睡眠薬　・揮発性溶剤 興奮系の薬物 ・コカイン　・カフェインを含む他の精神刺激薬（覚醒剤など）　・幻覚剤　・タバコ その他 ・危険ドラッグなど

3-1

鎮静系の薬物

1．アルコールによる精神及び行動の障害

2013 年の厚生労働省による調査によると我が国には約 109 万人のアルコール依存症候群患者がいると推計されているが，専門治療に繋がっているのは 2 万人程度と言われている。これはアルコールが合法であることや飲酒に寛容な文化背景が影響しているであろう。内科で肝疾患，膵疾患などの治療のみを受け，身体状態の改善とともに飲酒を繰り返しているケースをいかに専門治療に繋げていくかも重要な課題である。2013 年にはアルコール健康障害対策基本法も可決され，様々な切り口から予防や早期介入を含めた取り組みが進むことが期待されており，各都道府県において対策が練られている。2018 年にはアルコール健康障害対策推進基本計画も始動している。

アルコール依存症候群のスクリーニング検査としては，4 項目と簡便な CAGE（**表 9-3**），我が国の文化に合わせて久里浜医療センターの作成した 14 項目の KAST などがある。依存症候群のみならず，その一歩手前の有害な使用も含めてスクリーニングする検査として 10 項目の AUDIT も広く用いられている。

アルコール依存症候群においては，2-1 で挙げた全ての症状が見られうる。**表 9-4** にまとめた DSM-5 におけるアルコール使用障害症状リストともほぼ対応している。離脱症状

表 9-3　アルコール依存症スクリーニングテスト　CAGE

1．飲酒量を減らさなければいけないと感じたことがありますか
2．他人があなたの飲酒を非難するので気にさわったことがありますか
3．自分の飲酒について悪いとか申し訳ないと感じたことがありますか
4．神経を落ち着かせたり，二日酔いを治すために，「迎え酒」をしたことがありますか

表 9-4　アルコール使用障害の症状

DSM-5 におけるアルコール使用障害症状リストを簡略化したもの。以下の 2 ～ 3 項目で軽度，4 ～ 5 項目で中等度，6 項目以上で重度

(1) アルコールを意図していたよりも大量に，または長期間使用する.
(2) アルコールの使用を減らしたいと継続して思っている，もしくは減らそうとして失敗が続いている.
(3) アルコールを得ること，使用すること，または物質の作用からの回復に多くの時間を取られる.
(4) 渇望，つまりアルコール使用への強い欲求，または衝動.
(5) アルコールの繰り返す使用のため，職場，学校，または家庭生活に支障をきたす
(6) アルコールの作用により，社会的，対人的問題が起こり，悪化しているにもかかわらず，その使用を続ける.
(7) アルコールの使用のために，重要な社会的，職業的，または娯楽的活動を放棄，または縮小している.
(8) 運転や機械の操作などの身体的に危険となりうる状況においてもアルコールの使用を反復する.
(9) 身体的または精神的問題にもかかわらず，アルコールの使用を続ける.
(10) 耐性
(11) 離脱

（日本精神神経学会．DSM-5 精神疾患の診断・統計マニュアル．医学書院，2014, 473-582）[2)]

としては発汗，頻脈などの自律神経系過活動，振戦，不眠，嘔気や嘔吐，痙攣発作，不安，幻覚，興奮などが見られる。アルコールの離脱症状は通常断酒後 2 日目がひどく，4 ～ 5 日までには改善してくることが多い。場合によっては 3 ～ 6 か月ほど弱い離脱症状が続くこともある。離脱症状の中で重篤なものとして振戦せん妄が挙げられる。これは全身状態の悪い例などで断酒後 3 日から 1 週間程度の時期に見られることが多い。体全体が震えるような大きな振戦とせん妄状態（意識レベルが低下しており，場所や日時がわからなくなる失見当識や幻覚・妄想がみられる）が特徴である。虫や小動物などの幻視や触覚性の幻覚が見られることが多く，被害的幻聴も稀に見られることがある。普段やり慣れた仕事や家事などの動作を延々と繰り返す，作業せん妄が見られることもある。

また，アルコール依存症候群においては，食物を十分に摂取出来ていないため栄養状態が不良であることも多く，さらに大量のアルコールを代謝するためにビタミン B1 をは

じめとするビタミンB群が消費される。このためウェルニッケ-コルサコフ症候群というアルコールによる持続性健忘症候群を来すことがある。ウェルニッケ-コルサコフ症候群では新しいことを記憶する能力が著明に障害され，見当識障害，作話なども見られる。

一方，アルコール依存症候群から二次的にうつ病を発症することも多く，自殺に至ることも少なくない。このような場合はうつ病の治療だけでは改善せず，アルコール依存症候群の存在を見落とさずに治療していくことが必要である。

アルコールは肝障害，膵障害，神経障害をはじめとして様々な身体への影響を及ぼす。アルコールの代謝産物であるアセトアルデヒドは発がん性物質であることから，食道がん，肝臓がん，膵がんなども引き起こす。日本人は欧米人と比べて遺伝的にアセトアルデヒドの代謝能力が低いため，発がんリスクがより高い。

このようにアルコールは心身に幅広い影響をもたらす。これをアルコール関連障害という。

2. アヘンによる精神及び行動の障害

ケシの実からつくるアヘンの有効成分を合成したものがオピオイドである。オピオイドはモルヒネ，ヘロイン，コデインなどの麻薬性鎮痛薬とペンタゾシンなどの非麻薬性鎮痛薬からなる。DSM-5においては，適切な医学管理下でのみ処方されている群（癌における鎮痛など）は疾患には含まれないと明記されるようになった。

アヘン依存症候群においても，表4で挙げた全ての症状が見られうる。

アヘン急性中毒においては多幸症とそれに引き続くアパシー，不快気分，精神運動興奮または制止，判断の低下などに加えて，縮瞳（非常に大量なら散瞳）や呼吸抑制が起こることが特徴である。

アヘン離脱状態においては，焦燥，痛み，不安などが見られる。

3. 大麻による精神及び行動の障害

大麻はアサの花や実からつくられ，マリファナ，ハシシなどが代表的である。大麻依存症候群においても，**表9-4**で挙げた全ての症状が見られうる。

大麻急性中毒においては使用者の状況によってハイになる，不快な幻覚妄想が出現する，知覚が歪むなど多彩な症状が出現する。

大麻離脱症状については過去に否定的な意見も見られ，このため他の薬物より依存性が低いなどと不正確な情報が流布している。しかし，治療に繋がった大麻使用者の50～95％は離脱症状を経験しているとのデータもあり，大麻の危険性は過小評価されていると言わざるを得ないであろう。具体的な離脱症状としては攻撃性，不安，睡眠障害などに加えて発汗，振戦，腹痛，頭痛などの身体症状も見られる。断薬後3日以内に発生し，1週間以内にピークを迎え，約1～2週間持続する。

4. 鎮静薬あるいは睡眠薬による精神及び行動の障害

この項で挙げる薬剤はいわゆる安定剤（抗不安薬）と睡眠薬である。我が国における，これらの患者数はアルコールを除くと覚醒剤に次いで多くなっている。高力価で半減期の短い薬剤（エチゾラム，トリアゾラムなど）の依存リスクが高い。しかし，半減期の長い薬剤の中ではフルニトラゼパム，非ベンゾジアゼピン系の薬剤の中ではゾルピデムなども機序は不明だが臨床的に依存リスクの高さが知られている。

鎮静薬あるいは睡眠剤依存症候群においても，2-1 で挙げた全ての症状が見られうる。アルコールと同様に中枢神経を抑制しているため，併用すると致死的となることもある。短時間作用型の薬剤を連用していると，慢性的に離脱症状に苦しむこととなる。この離脱症状は原発性の不安症状と誤診され，改善せずに慢性化しているケースが少なくないため注意が必要である。

5. 揮発性溶剤による精神及び行動の障害

吸入剤としてはトルエン，キシレンなどの混合液であるシンナー，他にガソリン，ブタンなどが有名である。離脱症状は軽度であり診断基準からも除外されている。中毒時にはアルコール中毒と似たような症状を示すが，通常使用量でも幻覚を生じることが特徴である。幻覚は幻視が多く，変形視や錯視などの視覚異常が多く見られる。長期連用後には認知機能障害，無気力，集中力の低下，情動の障害などが残存することが多い。

3-2

興奮系の薬物

1. コカインによる精神及び行動の障害

コカインは精神刺激薬を代表するものであり，本邦以外ではアンフェタミン（覚醒剤）よりも一般的である。コカイン依存症候群においても，**表 9-1** で挙げた全ての症状が見られうる。

コカイン急性中毒においてはハイとなり，過活動や過覚醒が生じ落ち着きがなくなったり，不安や緊張が高まり警戒心が高まったり易怒的となることもある。幻聴や妄想を伴うことも多い。

コカイン離脱状態においては疲労感や鮮明な悪夢，食欲亢進，睡眠障害（不眠または過眠）などがみられ，興奮するケースも逆に精神運動静止となるケースも見られる。強い抑うつ状態が見られることも多い。

2. カフェインを含む他の精神刺激薬による精神及び行動の障害

精神刺激薬とはアンフェタミンやメタンフェタミン（ヒロポン）などの覚醒剤やコカインなどが含まれる。覚醒剤による障害はコカインで見られるものとほぼ同様である。

我が国においては覚醒剤の使用が多いため，断薬後も継続する統合失調症様の幻覚や妄想を主体とする病態を覚醒剤精神病と呼ぶことが多い。このような患者ではストレスなどから症状が再燃することもある。

カフェイン依存症候群についての報告は相当蓄積されているが，問題とならないカフェイン使用との区別が現時点では困難であるため，DSM-5 においては今後の研究のための病態として，本項目で取り上げる疾患群とは別項目に分類されている。

カフェイン急性中毒では，落ち着きのなさ，興奮，不眠，散漫な思考，頻脈などが見られる。

カフェイン離脱状態では頭痛，疲労感，易怒性，集中困難，感冒様症状などが見られる。

3. 幻覚剤による精神及び行動の障害

幻覚剤には PCP（フェンシクリジン，エンジェルダスト）やケタミンなどの麻酔薬や LSD，MDMA（エクスタシー）などが含まれる。離脱症状はヒトにおいては報告が一貫しておらず DSM-5 では診断基準からも除外されているが，MDMA では離脱症状が報告されている。

幻覚剤急性中毒においては幻覚，妄想や精神運動興奮が見られる。PCP やケタミンなどの麻酔薬では知覚麻痺や昏睡，LSD や MDMA などでは共感覚などが見られることが知られている。LSD などでは幻覚薬を使用していなくてもストレス負荷やアルコールなどの使用時に幻覚などの知覚の変化が出現する，幻覚薬による持続性の知覚障害が見られることが知られている。

4. タバコによる精神及び行動の障害

タバコ依存症候群においても，**表 9-1** で挙げた全ての症状が見られうる。しかし，タバコは合法であり中毒も稀であるため，タバコの確保や効果からの回復に多大な時間を費やしたり，職場や家庭での義務を果たせなくなったりすることは稀である。

タバコ離脱状態においては，易怒性，不安，集中困難，食欲増進，落ち着きのなさ，抑うつ気分，不眠などが生じうる。

3-3

その他の薬物

上記に挙げた薬物に分類されない危険ドラッグなどがここに含まれる。我が国のアルコールを除く物質依存症候群において，危険ドラッグの患者数は覚醒剤に次いで多い時期もあったが，規制により現在は減少している。危険ドラッグには鎮静系の物質と興奮系の物質の両方が含まれている事も多く，また依存性物質の精製度が低く不純物質も多い。このためか死亡に至る例も少なくない。さらに法規制を逃れるために含まれる物質構造も変化していったために多様な症状を示した。

3-4

病的賭博

ICD-10 における病的賭博での基準はシンプルで，(a)「持続的に繰り返される賭博」，(b)「貧困になる，家族関係が損なわれる，そして個人的生活が崩壊するなどの，不利な社会的結果を招くにもかかわらず，持続し，しばしば増強する」の二点のみが挙げられている。この二点は依存症候群の基準と類似はしているものの，病的賭博自体は他のどこにも分類されない疾患を寄せ集めた箇所に分類されていた。一方，DSM-5 ではギャンブル障害として「物質依存症」と同じ項目に分類されている。ICD-11 のギャンブル症は DSM-5 のギャンブル障害が踏襲されることとなっている。**表 9-5** に DSM-5 におけるギャンブル障害の症状リストをまとめた。賭博を依存性物質に置き換えると，ほとんどが物質依存症候群でも見られるような症状である。実際に (1) は耐性，(2) は離脱，(3) はコントロールの喪失にそのまま合致する。(7) も 2-1 で取り上げたものである。しかし，(6) はギャンブル障害特有のものである。物質を使用する代わりに金銭を直接やり取りするため金銭的問題が顕在化しやすい。賭博で借金が見られるようになるとギャンブル障害を発症している可能性が高い。進行すると周囲に借金を返済してもらったにも関わらず再び借金して賭博をしたり，診断基準からは外れたが金策のために違法行為に手を染めたりしてしまうことも少なくない（DSM-IV においては診断基準に含まれていた)。実際

表 9-5　ギャンブル障害の症状

DSM-5 におけるギャンブル障害の症状リストを簡略化したもの。以下の 4 ～ 5 項目で軽度，6 ～ 7 項目で中等度，8 項目以上で重度

(1)　興奮を得たいがために，賭け金の額が増えていく
(2)　賭博をするのを中断・中止しようとすると落ち着かなくなったりイライラしたりする
(3)　賭博を控えたり止めたりしようと何度もしてきたが失敗した
(4)　賭博のことばかり考えていて心を奪われている
(5)　イヤな気分（例：無気力，罪悪感，不安，抑うつ）のときに，賭博をする
(6)　賭博で負けたお金を，後日賭博で取り戻しに行く
(7)　賭博へののめりこみを隠すために，嘘をつく
(8)　賭博のために，重要な人間関係，仕事，教育または職業上の機会を犠牲にする。
(9)　賭博で作った借金などのために，他人の金を頼る

（日本精神神経学会．DSM-5 精神疾患の診断・統計マニュアル．医学書院，2014, 473-582）[2)]

に毎年のように賭博の金策が目的と思われる大きな事件が発生している。

4 治療と経過

4-1 患者への支援

1. 治療導入期

治療導入期には患者の動機付けの程度が問題となる。多くの場合は「家族や周囲の人に連れられて」「身体疾患のために」「警察・司法ルート経由で」といった非自発的な形で受診に至ることが多い。以前は「底つき」といって患者が全てを失って本当に困って直面化して初めて継続的な治療に繋がると考えられていた。しかし，それでは多くの患者が治療を継続することが出来ず，多くの患者は死に至り，周囲への影響も甚大である。患者の受診形態がたとえ非自発的であったとしても，受診に至る時点で心のどこかで状況を改善したいと思っているものである。このような両価的な状態から現状維持のデメリット，変化によるメリットへの気づきを促し患者の治療意欲を引き出していく，動機づけ面接法が用いられる。有害な使用レベルなどの軽症例では節酒，節薬物，節ギャンブルが初期の目標となることもある。この場合，自主的に目標を設定してもらうなど，可能な限り主体的に関わってもらうことが重要である。しかし，ある程度以上重症になってくると少しでも物質を再摂取したり賭博を再開したりするとコントロールは困難でありエスカレートしていくこととなる。このため，結果的に完全に止めることを最終目標にせざるを得ない場合が多い。

また，周囲から意志の弱さや人格を責められ続けていることが多く，「意思の問題ではなく病気である」ことの説明をして疾患の正しい知識を身に着けてもらうこと，これまでの行為を責めないことが治療継続に肝要である。むしろ，そのような中で受診に至ったことを評価するぐらいがちょうどよいと考えられる。

離脱症状が激しい場合や身体状態が不良の場合，または生活が破たんしているために立て直しが必要な場合，そして精神症状が強い場合などは外来での加療が困難であり入院加療の適応となる。

2. 離脱期

いざ依存性物質の摂取を中止すると離脱症状が出現する。これを予防もしくは軽減するために依存性が少ない（作用時間が長く離脱が起きにくい）薬物に置き換えていく方法が取られることが多い。アルコールや鎮静薬，睡眠薬または抗不安薬の場合にはジアゼパムに置き換えることが一般的である。オピオイドの場合はメサドンに置き換えていく方法が欧米では一般的である。

コカインやアンフェタミンなどの精神刺激薬依存症候群においては，被刺激性亢進，幻覚・妄想などが見られるため，統合失調症に準じて抗精神病薬を投与する。

依存性物質中心の生活になっていると，食事や飲水が不十分で全身状態が悪化していることも多く，十分な補液や栄養補給，なかでもアルコール依存症候群の場合はウェルニッケ - コルサコフ症候群予防のためにもビタミン剤（特にビタミン B1）や場合によってはニコチン酸などを十分に補充する必要がある。

3. リハビリテーション期

この時期は心理社会的治療が中心となる。中でも重要なのが自助グループ（相互援助グループ）のミーティングへの参加である。自助グループとは，同じ悩みを抱えたものが集まり，それぞれの体験を語り合う中で自己を振り返り，内省を深めていくことによって，依存性物質や賭博などに依存しなくて済むような新しい生き方を身に付けていく場である。理解のある自治体の公共施設や教会等の一角を借りて患者が自主的に運営している。物質依存症候群および病的賭博などの患者は疾患が進行していく中で周囲とのトラブルを繰り返し，より一層依存性物質や賭博に逃げ込むようになり孤独になっていく。このため，自分と同じ悩みを持ち回復していこうとしている自助グループのメンバーの存在だけでも勇気づけられるし，同じ疾患からしっかりと回復の歩みを続けているメンバーは自身の回復のモデルとなる。また，回復の進んだものが，これから回復していく者を手助けしていく中で過去を振り返って気を引き締めたり，さらに自分をより深く振り返ったりするきっかけとなることも稀ではない。このように上手く機能すれば自助グループは強力なツールとなりうる。

自助グループにはアルコール依存症候群の場合は AA（Alcoholics Anonymous）や AA のキリスト教的色彩を取り除き日本流に合わせた断酒会がある。アルコール以外の物質依存症候群の場合は NA（Narcotics Anonymous），ギャンブル障害の場合は GA（Gamblers Anonymous）が一般的である。まだまだ日本では知名度が高くないが，欧米の映画などには自助グループの場面がよく登場する。

さらに集中的に回復を目指す場として MAC（Maryknoll Alcohol Center，マック），DARC（Drug Addiction Rehabilitation Center，ダルク）などのリハビリテーション施設がある。これらも患者によって運営されており，ミーティングを重点的に行うことをはじめとして，回復に役立つ充実したプログラムを行っている。

自助グループは当事者自身が運用するものであるのに対し，医療機関や公的機関においては，医療従事者がファシリテーターとして運用していく集団精神療法も行われている。集団精神療法では，物質使用や嗜癖行動に至る認知の偏りや行動のパターンを見直す認知行動療法がよく行われる。認知行動療法のプログラムの中に，再使用や嗜癖行動の再開の危機回避に焦点を置いたコーピングスキルトレーニング，心理教育などが取り入れられていることも多い。集団になじみにくい場合などの個別治療が望ましい場合や，まとまった患者数を同時に集めることが困難である場合（専門医療機関以外では必然的にこの形になる）には個人精神療法が行われる。

作業療法として園芸，陶芸などの手を動かすプログラムや，軽スポーツなどの身体を動かすプログラムなどが伝統的である。これらは依存症候群に特化したものではないが，これらの活動を通じて患者が治療のどの段階にあるのか，認知機能はどの程度保たれているのか，疾患の受容はどの程度出来ているかなどを評価しながら関わり方を組み立てていく。その一方で作業療法士は集団を相手に行うプログラムを得意としているので，上述の集団精神療法のファシリテーターとして活躍している医療機関も多い。

薬物療法としては，アルコール依存症候群においてアルコールの代謝産物であるアルデヒドを分解する酵素を阻害するシアナミドやジスルフィラム，アルコール渇望を抑えるとされるアカンプロセート，アルコールによる快の効果を減弱することで飲酒欲求を軽減するとされるオピオイド受容体拮抗薬のナルメフェンが使用されている。海外では様々な物質使用障害に対してナルメフェンや，同じオピオイド阻害薬であるナルトレキソンが使用されている。ギャンブル障害にナルトレキソンが有用であったとの報告もある。

4-2

家族への支援

物質依存症候群や病的賭博治療においては，自覚のない患者本人よりも，困った家族がまず相談に訪れることも少なくない。家族はその時点で疲弊しきっていることが多く，受容と共感を持って接し，ねぎらいの言葉をかけることが大切である。その上で物質依存症候群や病的賭博が病気であるという事を含めた，疾患に関する正しい知識を伝えることや，家族がよかれと思って行ってきたことが逆効果になり悪循環になっていることの説明と，そこから抜け出す指針の提示が必要である。

物質依存症候群や病的賭博は病気であるにも関わらず，意志や性格の問題と取られてしまうことがいまだに多いため，家族が患者を監視，叱責，哀願するなどして管理しようとしたり，社会からも家族が管理責任を問われて尻ぬぐいをしたりしてしまう（例：アルコール依存症候群における問題行動に対して家族が謝罪して回る，病的賭博において家族が借金を返済してしまうなど）ことが多い。しかし，よかれと思って行ったそのような努力は上手くはいかず，逆により患者の行動をエスカレートさせてしまい事態を悪化させてしまうこととなる。このため家族は不安，怒り，抑うつ，無力感などに苦しむこととなる。しかも患者は自らの物質使用や賭博行動を家族の対応のせいにしてしまい，自身の問題に直面することが妨げられてしまう。このような悪循環の一翼を担っている家族のことをイネイブラー（enabler），そのような状態を共依存という。

そのような状態から抜け出すために家族のための自助グループが重要である。アルコール依存症候群の場合はアラノン，アルコール以外の物質依存症候群においてはナラノン，ギャンブル障害においてはギャマノンが代表的である。このような自助グループ及び精神保健福祉センターやクリニックで行われる家族教室に繋がることで家族自身の孤独感も和らぐ。そういった所で体験談を話し合ったり具体例を聞いたりする中で家族自身がこれまでの対応や生き方を振り返り，癒され，成長していくことが出来る。このようなプロセスを経て患者本人が自助グループに繋がるなどすることも多い。家族はこのような中で，患者の尻拭いをしないことや，暴力には警察を呼んだり逃げたりしてされるがままにならないこと，患者に対して心配だから受診をして欲しいというメッセージを感情的にならずに冷静に出していくことなどを学んでいく。このような手法を系統的に学ぶCRAFTというプログラムも拡がりを見せている。

また，患者に子供がいる場合は，患者の暴言・暴力をはじめとする問題行動やそれに伴う様々なトラブルが大人よりも強い外傷体験となることが多い。このため，様々な精神的不調などに繋がりやすい。本邦ではそのようなシステムは整っていないが，依存症候群患者を診察した際は子供のサポートもセットで行いたい。逆に子供への介入をきっかけに親の依存症候群や病的賭博などが明らかになるケースも少なくないだろう。

4-3

医療機関への紹介

物質依存症候群および病的賭博患者の対応は他職種で連携することが基本であるため，医療機関とも積極的に連携を取っていく必要がある。その場合，紹介先医療機関に物質依存症候群や病的賭博患者にしっかりと対応してくれるスタッフがいることが望ましい。精神保健福祉センターなどに問い合わせて，そのような医療機関を把握しておく必要がある。

5
まとめ

物質依存症候群および病的賭博の我が国における有病率は高く，本人のみならず家族や社会に与える影響も大きい。それにも関わらず意志や性格の問題と片付けられてきた時期が長かったためか受診率も低く，十分な対策がなされていないのが現状である。

物質依存症候群および病的賭博の治療は精神科医療機関だけでは完結せず，身体管理を行う内科や救急外来，地域の自助グループやリハビリテーション施設，司法機関や警察，保健所や精神保健福祉センターなど様々な機関と連携を取って行う必要がある。治療の道のりも再発や様々な問題を繰り返すなど平坦でないことも多く，長期的な視点に立ち臨機応変に援助を組み立てていく必要がある。

表 9-6　診断基準間の病名の対応

ICD-10	DSM-5	ICD-11
精神作用物質による精神及び行動の障害	物質関連障害および嗜癖性障害	物質使用症または嗜癖行動症
依存症候群	物質使用障害	依存
病的賭博	ギャンブル障害	ギャンブル症
なし	インターネットゲーム障害 （インターネットのゲームのみ対象）	ゲーム症

症例 1

アルコール依存症候群

40 代，男性会社員。営業職。妻と 2 人の子供がおり 4 人暮らし。就職してから仕事の付き合いや接待などで飲酒する機会が増えた。重要な仕事を任されることが増えプレッシャーとなり，さらに酒量が増えていった。週末にも家で飲酒するようになった。会社の健康診断にて肝機能障害を指摘され内科受診を開始。それでも酒量は減らず，朝に振戦や不安，焦燥感などが出現するようになり，飲酒することで症状を緩和するようになった。仕事でもミスやトラブル，遅刻・欠勤が目立つようになった。妻が飲酒をたしなめると，「誰のおかげで生活できていると思っているんだ！」などと激高し暴力を奮うことも見られるようになった。子供も怯えて接触を避けるようになった。目をかけてくれていた上司が心配して，精神科受診を勧め，何とか受診に至った。

また，医療従事者自体が自助グループのセミナーなどに参加し，しっかりと回復の歩みを進めている患者の様子を目の当たりにすることで回復を信じられるようになることが，実際に仕事場で接する患者や家族に疾患や回復の見通しについて説明したり援助を行ったりしていく際に大いに役立つことを強調したい。

参考文献

1) 融道男，他．ICD-10 精神および行動の障害—臨床記述と診断ガイドライン．東京，医学書院，1993; 81-94.
2) 日本精神神経学会．DSM-5 精神疾患の診断・統計マニュアル．東京，医学書院，2014; 473-582.
3) 神庭重信，他．DSM-5 を読み解く 2 統合失調症スペクトラム障害および他の精神病性障害群，物質関連障害および嗜癖性障害群．東京，中山書店，2014; 91-217.
4) 白倉克之，他．アルコール・薬物関連障害の診断・治療ガイドライン．東京，じほう，2003; 25-31.

第10章

検査法

I

神経心理学的検査

神経心理学的検査とは，局在性脳損傷や認知症において，どのような領域の認知機能障害が存在するのか，そして，その重症度はどの程度かを測定する検査である。測定される認知機能には，知能，言語，注意，記憶，知覚及び空間認知，遂行機能などの能力が含まれる。現在，神経心理学検査の対象は，広汎性発達障害や注意欠陥多動障害，統合失調症などの機能性精神障害にも拡大している。

検査を行う前に，被検者の大まかな言語理解力，状況認識，検査に対する姿勢を把握する。また，意識変容や意識障害，検査への取り組みに影響しうるようなうつ状態，アパシー，病態失認があるかどうかは確認する必要がある。このような状態では検査成績の低下が生じることが多く，検査成績を安易に採用すべきではない。さらに，病前の認知能力や社会適応についての情報は重要であり，利き手がどちらかを聞いておく必要がある。

神経心理学的検査にはいくつかの種類や段階があり，まず，疾患のスクリーニングのための検査がある。高齢者の認知機能障害におけるスクリーニング検査には，ミニメンタルステート検査（MMSE）や改訂版長谷川式簡易知能評価スケール（HDS-R）が広く用いられ，カットオフ値が参考になる。しかし，これらの検査の目的はあくまでスクリーニングである。また，標準化され，信頼性と妥当性などの検討を経た定式的な検査（formal test）と，これらの過程を経ていない非定式的な検査（informal test）がある。さらに，様々な検査が組織的に組み合わされた検査バッテリーがある。

I-1

知能

知能は，新しい場面や課題への順応力，学習する能力，正しく反応をする能力，抽象的思考能力，情報処理能力を含む総合的な能力と考えられている。本邦で用いられる代表的な知能検査として，ウェクスラー成人用知能検査(WAIS)，児童用知能検査(WISC)，田中ビネー知能検査などがあり，被験者の年齢や想定される知的水準によって使い分けられる。

I-2

言語

言語機能は，人の認知機能の中核であり，言語障害の有無を判断することは極めて重要である。言語機能の最も顕著な障害は，失語によるものである。包括的な失語症検査としては，本邦で作成された標準失語症検査（STLA）と海外で作成されたWestern Aphasia Battery（WAB失語症検査）が使用可能である。

I-3

注意

注意は，全般性注意と方向性注意に分けられる。

1. 全般性注意

全般性注意はある刺激に焦点を当てる選択性注意と持続性注意に分けられる。選択性注意とは，多くの刺激の中からただ一つの刺激に反応する能力であり，持続性注意は，ある一定の時間における注意の強度の維持能力に関係しており，行動の目標が時間経過の中で維持され続けるための基盤を構成する。全般性注意の検査としてはスパン（記憶範囲），刺激抹消，検出検査，Symbol Digit Modalities Test（SDMT），記憶更新課題，Paced Auditory Serial Addition Task（PASAT），上中下検査などが用いられる。持続処理課題（CPT）では，持続性注意に関する能力が検討可能である。全般性注意障害を検出する目的で，標準注意検査法（CAT）が開発された。

2. 方向性注意

方向性注意の障害は，半側無視や無視症候群と呼ばれ，外界や身体に対する注意の方向性に関する障害であり，半側空間無視，半側身体失認などが含まれる。半側無視の検査としては，模写試験，自発描画，線分抹消試験がある。バッテリーとしては，BIT行動性無視検査日本版がある。

2

視知覚および空間認知

高次の視覚障害（視覚失認）の検査の前に，視力検査や視野検査を行うことが必要である。物体失認の検査としては，物品の視覚的呼称や形態の模写，視覚的分類検査などがある。視知覚の中でも人の顔の認知は特別であり，これが単独で障害されることがある。顔の認知障害は相貌失認と呼ばれ，この検査には熟知した人物の顔や写真を見せて，その呼称，指示，同定を行う検査がある。視覚認知および視空間認知障害に関するバッテリーとしては，標準高次視知覚検査（VPTA）が使用できる。

2-1

記憶

記憶は，短期記憶と長期記憶に分類される。短期記憶において，保持された情報の操作を伴う場合に作動記憶と呼ばれる。長期記憶は想起意識を伴うかどうかにより，顕在記憶と潜在記憶に分けられ，さらに顕在記憶は過去の出来事の記憶であるエピソード記憶と，語や物に関する体系的な知識である意味記憶とに分類される。

短期記憶の検査としては，即時再生スパンや数唱課題が用いられる。言語性の学習障害の検査として，Rey 聴覚性言語性学習検査と三宅式記銘検査（言語性対連合学習検査）がよく用いられる。非言語性記憶の課題としては，Rey 複雑図形検査や Benton 視覚記銘検査がよく用いられる。記憶障害のためのバッテリーとして，ウェクスラー記憶検査改訂版（WMS-R）が臨床的に非常に有用である。

2-2

遂行機能

遂行機能は，①目標の設定，②計画の立案，③目標に向かって計画を実行すること，④効果的に行動することないしは行動の修正という四つの機能から成る。遂行機能障害を検出する代表的な検査は，ウィスコンシンカード分類検査（WCST）であり，概念ないし認知セットの変換と維持に関する能力，流暢性，日常的慣習的活動を抑制する能力が検出される。遂行機能の実際的かつ包括的評価ができるように作成されたバッテリーが，遂行機能障害症候群の行動評価法（BADS）である。

2-3

検査結果の評価において注意すべきこと

ほぼ全ての神経心理学的検査は，課題に対する正しい反応や回答を計上することを基本的な手段としている。複雑なバッテリーでは下位項目間のばらつきに被験者の病態が反映されることも多いが，失点の仕方に病態がよりよく反映されることもある。例えば，課題に正答できない場合でも，課題そのもの（検査者からの指示）を理解できない場合と，課題は理解できるが解くことができない場合では失点の意味合いには大きな差があるといえる。正答しようと努力して間違えたか，当てずっぽうに誤答したか，「わからない」とすぐに諦めたか，正答できないことについての言い訳や取り繕いがあるか，など失点に関する被験者の態度も重要である。このように，検査の点数に表れないところに被験者の病態や課題が反映されることも多く，有意な所見がみられないからといって安易に「問題なし」と解釈すべきではない。特に，社会適応や現実対処能力など臨床像と検査成績の間に乖離がみられる場合は，検査者に検査時の被検者の様子を確認することや別の種類の検査の追加なども考慮すべきである。

3 神経画像検査

精神科領域の主要な疾患は機能性の精神障害であり，頭部の画像検査では明らかな異常を指摘できない場合が多く，検査目的は器質性精神障害の除外となるのが一般的である。除外診断を目的とする場合には，正常所見，頻度が高い異常所見の両方についての知識や理解が必要である。異常所見の把握が目的となる疾患としては，認知症を含めた各種の器質性精神障害があり，精神症状の基盤としての中枢神経系の脆弱性を評価することを目的として検査が行われることもある。

3-1

CT（computed tomography）

コンピューター断層法と訳され，コンピューターを用いて被写体の走査データから断層画像を構成する技術であり，X線を被写体に照射し，その減衰率から断層像を構成するX線CTのことを指す。MRIに比べて解像度が低いが，意識障害，脳出血など頭蓋内の救急疾患を疑う症例では，現在でもCTが第一選択の画像診断法である。

精神科領域では，特に認知症性疾患の診断や鑑別，経過観察において脳萎縮の評価が重要であるが，血管性認知症などの虚血性病変・変化の評価にはMRIの方が感度は高い。

以下のような点で，CTはMRIと比べて有利である。

- 心臓ペースメーカーなど体内金属留置による禁忌がない
- 短時間で撮影可能なため，安静を保ちにくい患者でも実施しやすい
- 急性期の出血の描出にすぐれている
- 石灰化病変の描出が可能である

頻度の高い頭部（頭蓋内）の救急疾患の画像所見については以下の通りである。

① 脳梗塞

超急性期（発症後数時間以内）では正常のことが多い。急性期以降では，梗塞部位が次第に低吸収域として描出される。

② 脳内出血

通常，発症直後から高吸収域が描出される。

③ くも膜下出血

通常は高吸収域を呈するが，出血量が少量，または出血から時間が経過していると脳脊髄液で希釈され，脳実質と等吸収域を呈することがある。この場合，脳槽が不明瞭であることがくも膜下出血を示唆する所見となる。

④ 外傷

骨折：骨条件にて単純写真同様に骨折を確認できる。

硬膜外血腫：一般に限局性凸レンズ形の高吸収域として描出される。

硬膜下血腫：三日月形。出血量，発症からの時間経過により，濃度は様々で高吸収域とは限らない。

脳挫傷：損傷部位には濃度異常がみられるが，受傷部位の反対側にも注意する（対側損傷）。

3-2

MRI（magnetic resonance imaging）

核磁気共鳴画像法は，核磁気共鳴現象を利用した画像技術である。中枢神経病変の描出に優れており，ペースメーカー装着など禁忌を除けば，多くの中枢神経疾患において第一選択の画像診断法である。CTに比べた利点は以下の通りである。

・放射線被爆がない
・軟部組織のコントラスト分解能が良い
・骨によるアーチファクトが少ない
・スライス方向を任意にとることができる
・目的に合わせて多彩な画像コントラストを選択できる

撮像条件の設定によって，各種の強調画像を得ることが可能である（原理や各撮影条件の詳細は成書を参照）。

T1 強調画像：

白質は高信号，灰白質が低信号となる。

T2 強調画像：

灰白質と髄腋が低信号になり，白質は低信号となる。

FLAIR：

灰白質，白質は T2 強調画像同様であるが，脳脊髄液と病変部脳実質の区別がより明瞭である。

拡散強調画像（DWI）：

脳炎などの炎症性疾患，早期の脳梗塞の描出が可能。

MR アンギオグラフィ（MRA）：

液体（動体）からの核磁気共鳴信号は静止部位からの信号と，その位相や振幅が異なることを利用し，造影剤を用いずに血管（血流）の画像を得ることができる。血管狭窄性病変や脳動脈瘤などの検出に有用である。

1．MRI の読影・評価

異常所見

正常な脳構造はほぼ対称であるため，左右差の有無を探すことは読影の基本である。脳形態は T1 強調画像で見やすく，信号強度の異常は T2 強調画像で見やすい。脳室周囲

表 10-1　MRI のアーチファクトの鑑別

上下のスライスの確認，ほかの撮像法，方向との比較を行う
部分容積効果（partial volume）ではないか？
血流アーチファクト（flow artifact）ではないか？
撮像時の動きによるアーチファクトではないか？
折り返しのアーチファクトではないか？
歯科治療後の口腔内金属によるアーチファクトではないか？
正常構造ではないか？（頭蓋底骨突出部など）
正常範囲内の変化ではないか？（加齢性変化，脳室の左右差など）

や皮質近傍など脳脊髄液に近接した部位の病変はFLAIR強調画像で確認するのが良い。形態はT1強調画像で確認するが，この場合，脳下垂体などの正中構造や左右対称に存在する病変は見落としやすいので注意を要する。異常を疑う所見を認めた場合には，アーチファクトの鑑別を行う（**表10-1**）。アーチファクトの可能性を検討した上で，異常所見として拾い上げる。

異常所見の解釈

異常所見を認めた場合には，放射線科医，神経内科医，脳外科医などの専門医にコンサルテーションを行うことが多いが，以下のような基本的な所見とその意義については知っておくことが望ましい。

炎症，腫瘍など，一般的に活動的な病変では組織の水分含有量が増加するため，T1強調画像で低信号，T2強調画像で高信号を示す。しかし，これらの信号強度の異常は非特異的であり，鑑別は困難であるため，特異的な信号について知っておく必要がある。T1強調画像で高信号を示すのは，出血，脂肪組織，高蛋白などであり，T2強調画像で低信号を示すのは出血，鉄沈着，骨皮質などである。T2強調画像で著明な高信号を示すものとしては，嚢胞，神経鞘腫，海綿状血管腫などの疾患があげられる。拡散強調画像は水分子の動きの程度を画像化したものであるが，様々な病態の診断に有用である。拡散強調画像で高信号を示す病態としては，急性期脳梗塞，脳炎，脳膿瘍，出血，脳腫瘍の一部などがあげられる。特に脳梗塞では，CT画像では変化が捉えられないような急性期病変も拡散強調画像では描出できることが多い。

鑑別診断

画像所見と臨床情報を総合して鑑別診断を行うことになる。主な鑑別診断としては，腫瘍，脳血管障害，炎症性疾患，外傷，奇形，代謝性疾患，変性疾患などがあげられるが，器質性精神障害の除外診断を行う上では，梗塞，出血，血腫などの脳血管障害の頻度が高く，次に脳腫瘍，脳炎や髄膜炎などの炎症性疾患がつづく。変性疾患の頻度も高いが，これは後述の認知症の鑑別に含まれる。

2. 認知症の評価と鑑別

精神科で扱う疾患の中で最も頻度の高い器質性精神障害は認知症である。アルツハイマー型認知症の初期ではMRIで確認できるような明らかな脳萎縮がみられず，MRIによる診断は困難であると言われていたが，近年ではVSRAD（voxel-based specific ragional analysis system for Alzheimer's disease，早期アルツハイマー病診断支援システム）のような画像解析ソフトも開発されており，軽度の脳萎縮の検出も可能となってきている。また，正常圧水頭症や慢性硬膜下血腫，血管性認知症など，脳萎縮を伴わない病態で起こる認知症の鑑別もMRIを撮影する大きな目的のひとつである。認知機能低下が見られるにも関わらずMRIでは異常を指摘できない症例では，うつ病などの機能性精神疾患の可能性を考慮し，SPECTやPETなどの核医学検査を追加することもある。

以下，MRIで特徴的な所見のみられる代表的な疾患について略述する。

① 前頭側頭葉型認知症（FTD）

MRI上，前頭葉と側頭葉，とくに前頭葉前方の下側でナイフ状の脳萎縮（knife-edge atrophy）がみられ，診断に有用である。ただし，初期には脳形態の明らかな変化がみられないことが多く，FTDを念頭に置いた生活歴や病歴の聴取が重要である。

② 正常圧水頭症（NPH）

正常圧水頭症は認知機能低下の原因となるが，アルツハイマー型認知症，レビー小体型認知症，血管性認知症などの代表的な認知症性疾患に続発することもしばしばある。MRI所見が正常圧水頭症の診断の決め手となる。二つの特徴的所見があり，tight high convexity（高位円蓋部の脳溝・くも膜下腔の狭小化），シルビウス裂の開大である。

③ クロイツフェルト・ヤコブ病（CJD）

古典的CJDは亜急性に広範な認知機能低下と神経学的異常が進展する疾患である。初期診断は難しいことが多いが，MRIの拡散強調画像で初期から基底核，視床や大脳皮質に沿って異常な高信号が目立つことが典型的な所見である。また，脳波上の周期性同期性放電も特徴的である。

④ 進行性核上性麻痺（PSP）

皮質下認知症の代表的疾患であるPSPでは，ハミングバードサインがみられる。これは，MRIの矢状断において，橋底部が保たれている一方で橋・中脳被蓋部が萎縮している所見である。この萎縮した部分の吻側があたかもハチドリのくちばしのように見えるため，このように呼ばれている。多くは中期以降に明らかとなるため，初期には画像所見による診断確定が難しいことが多い。

⑤ 中枢神経系の脆弱性の評価

脳梗塞や脳萎縮など中枢神経系の異常所見が精神症状に直接関与しない場合でも，所見が重度であるほど向精神薬の使用による有害事象の出現頻度が高まる。中枢神経系の有害事象として多いものとして，眠気，ふらつき，パーキンソニズム，せん妄，睡眠随伴症状などがある。高齢者に限らず，中高年で高血圧や糖尿病，脂質異常症などの生活習慣病を合併している患者では，中枢神経系の脆弱性の評価を行うことが薬剤選択や用法・用量の決定に役立ち，有害事象の出現防止や軽減につながる。

3-3

核医学検査

MRI や CT が主に脳の形態を視覚化するのに対し，核医学検査は体内に投与した放射性同位体（RI）により，脳内の血流や代謝の機能変化を画像情報として反映する。精神疾患では脳形態に変化が見られないことも多く，核医学検査の有用性は高い。核医学検査は非侵襲的で安全に施行できるが，空間分解能は MRI や CT に劣り，形態診断とあわせて評価する必要がある。目的とした部位や臓器への RI の分布を三次元的に捉え，断層画像として表現する検査法には，SPECT と PET がある。SPECT では一方向の放射線を放出する RI を用いるのに対し，PET では二方向の放射線を同時に正反対の方向に放出する RI を用いる。

1. 核医学検査の評価

核医学検査による脳画像の評価では，原画像の視察が基本である。しかし，精神疾患においては脳血流変化が軽度なことも多く，原画像のみでは異常を客観的に捉えがたいことも多い。これを補う方法として，画像統計解析手法が日常臨床に広く応用されている。この原理は，元の脳画像を標準脳と呼ばれる一定の形態に変換し，同様に処理した健常者の画像データベースと統計学的に比較するものである。easy Z-score imaging system（eZIS）や three-dimensional stereotactic surface projection（3D-SSP）という手法がよく用いられる。この統計学的比較では，次式で示される Z スコアによる算出方法が一般に用いられる。

Z スコア＝（正常群平均ピクセル値－症例ピクセル値）／（正常群標準偏差）

Z スコアは，標準脳における X，Y，Z の三次元座標上の画素において，患者の脳血流が健常者の脳血流データベースの平均からどれだけ離れているかを示す。Z スコアが 2 であれば，平均から 2 標準偏差離れているので，危険率は 5％未満となる。この手法を用いると，アルツハイマー型認知症において最初に血流低下が起こるとされる後部帯状回から楔前部の血流低下も容易に捉えることができ，早期診断にも有用である。さらに，うつ病においても前頭葉を主体とした軽度の血流低下を捉えることができ，治療効果の評価にも有用である。

2. 精神科領域における核医学検査

精神科領域では特に認知症の鑑別診断や早期診断に脳血流 SPECT や PET が広く用いられている。アルツハイマー型認知症では前述のように画像統計解析ソフトが利用可能であり，大いに役立つ。いずれの疾患であっても，特徴的なパターンについての知識が基本となる。レビー小体型認知症では頭頂側頭葉に加え，後頭葉の血流低下がみられるのが典型的であるが，後頭葉の血流低下を認めない症例も多いことに留意すべきである。前頭側頭葉型認知症と他の変性性認知症や気分障害との鑑別においても，SPECT や PET は極めて有用である。統計処理後の画像において前頭葉と側頭葉にほぼ限局して強調された血流低下を認めれば，前頭側頭葉型認知症の診断はほぼ確実と言える。

気分障害や統合失調症でもいくつかの特徴的なパターンが報告されているが，現状では診断上有用といえる水準には達しておらず，あくまでも参考レベルでしかない。大うつ病性障害では前頭前野や帯状回前部あるいは梁下野における血流低下が知られているが，典型的な所見が認められることは多くない。

3-4

脳波

脳は神経細胞の集合体であり，それらの電気活動を頭皮上に配置した電極を用いて記録したものを一般的には脳波（頭皮脳波）という。脳波の最初の報告は，1929 年のベルガー（Berger H）によるものであり，脳波という呼称も彼によるものである。脳波は，大脳皮質（第Ⅴ層）の錐体細胞の後シナプス電位が起源であると考えられているが，実際に頭皮から検出される電位は，脳の多数の錐体細胞の電気活動によって発現する電流双極子によって生じた電場の変化を捉えたものである。

1. 脳波の有用性と限界

脳波はてんかん性疾患の病態の診断や研究に欠かせない検査である。また，一般の精神科領域でも意識水準や睡眠覚醒段階の判定の指標として，精神症状の器質的背景の検索や意識変容を呈する機能性精神疾患と器質性精神疾患の鑑別などに有用である。

脳波の最大の利点は，時間分解能に優れ，刻々と変化する脳機能をモニターできることである。比較的安価で侵襲性がなく，測定が簡便で反復して実施できるなどの利便性もある。一方で空間分解能は低く，脳波現象の脳局在の同定は難しい。このような脳波の特徴を十分理解した上で脳波を測定し，判読すべきである。また，脳波所見の意味づけや病態基盤の鑑別には，臨床所見やほかの検査所見などを含めた総合的な視点からの検討が必要である。

2. 脳波記録法

被験者を電気的遮蔽室のベッドに閉眼仰臥させ，電極を装着して記録する。電極は，国際標準電極配置法（10-20 法）によって行う。脳波導出法には，基準電極導出法（単極導出法）と双極導出法がある。前者は耳朶または乳様突起に装着した基準電極との間の導出で，比較的狭い範囲の電気活動の観察に適する。双極導出法は隣接する二つの電極間の電位差を測定し，異常波の局在を検討するのに適している。

3. 脳波賦活法

安静時の測定では不明であるか，軽度にしか存在しない脳波異常を発現させ，あるいは顕著に出現させるための操作には次のような方法がある。

① 過呼吸賦活法

約 3 分間，毎分 20 回程度の深呼吸を指示する。てんかんの欠神発作の誘発に特に有効である。

② 睡眠賦活法

自然睡眠あるいは薬物誘発睡眠を用いる。一般に，睡眠時にはてんかん性の突発性異常波が出現しやすい。

③ 光賦活法

短時間の高頻度光刺激を行う。てんかん患者の一部では，光賦活法により突発性異常波が誘発される。

4. 脳波の分類

脳波は, 周波数帯域によりα波（8 ～ 13 Hz), β波（14 Hz 以上), θ波（4 ～ 7 Hz), δ波（0.5 ～ 3 Hz）のように分けられる。安静閉眼時の脳波活動を基礎律動あるは背景活動と呼び, 成人の覚醒時脳波では基礎律動はα波が主体で後頭部優位, 左右対称性に出現する。異常脳波は，その出現様式によって非突発性異常と突発性異常とに分けられる。

1）非突発性異常

①α波の徐波化

成人でα波が 8.5 Hz 以下になった場合は異常である。

② 徐波

全般性に散発性徐波が混在するときは，全般性の軽度脳機能低下が疑われる。

③ 異常速波

振幅 50 μV 以上の速波（13 Hz 以上の脳波の総称）が全般性あるいは局在性に出現するときは, 薬剤（バルビツール系薬物, 抗てんかん薬, ベンゾジアゼピン系薬物など）により誘発されたものを除くと異常である。

2）突発性異常

突発性異常は，①棘波，鋭波とその複合，②突発性律動に分けられる。また，出現様式には散発性・連続性，局在性・全般性などがある。持続 70 msec 未満で先鋭な波形を棘波，持続 70 msec 以上の先鋭な波形を鋭波と呼ぶ。局在性に出現し，極性が陰性であるときは，その部位の近くにてんかん原損傷が存在することを示す。鋭波は棘波よりも緩除な過程を示すものと考えられる。棘・徐波複合の徐波成分は一種の抑制過程を示すものとされ，棘波成分が多発性であるときには，けいれん要因が強いことを示す。鋭・徐波複合は脳に広範な器質病変を有するてんかんの場合にみられることが多い。

5. 精神科臨床への脳波の応用

脳波はてんかん性疾患の臨床や研究に欠かせないものであるが，ここではその他の一般的な精神疾患や精神症状における脳波の応用や有用性について述べる。

●せん妄

虚血，電解質異常，薬物などの化学的作用および腫瘍などの占拠病変による物理的作用など様々な要因により脳活性は病的に低下する。この結果生じる意識混濁の中には，意識水準の低下が軽度であるため，わずかな注意障害はあるものの見当識は保たれ，随伴する活動性低下や幻覚妄想などの精神症状が前景に立つため，うつ病あるいは統合失調症などの精神障害と診断されることがある。この精神症状を伴う軽度の意識障害をせん妄という。脳波は，この軽い意識混濁を検出する唯一の臨床検査法である。また，脳波はその簡便さから，意識混濁の治癒過程における脳活性の回復を経時的に追跡・評価するのにも適している。

脳活性を反映するもっとも重要な指標は基礎律動の周波数である。睡眠で代表される生理的状態または意識混濁などの病的状態に関連して脳活動が低下すると大脳皮質神経細胞が同期して発火するようになる。この同期のため，基礎律動の周波数低下，すなわち基礎律動の徐化が生じ，多くは高振幅を伴う。

実際の臨床現場では，過活動型せん妄の患者では多動や興奮のため脳波測定が困難なことも多いが，その活動性の高さゆえにせん妄として周囲に適切に認識されることが多い。一方，低活動性せん妄では徘徊や活動性がみられず好褥的となることが多く，せん妄として認識されずにうつ病として見過ごされることも多い。このような状況ではうつ病とせん妄の鑑別手段として脳波は極めて有用であり，興奮など測定に伴う困難も少ないため，積極的に利用したい。

せん妄など軽度の意識障害の脳波所見は，基礎律動徐化と突発性徐波の混入である。また，意識混濁時は基礎律動が徐化するだけでなく，刺激に対する反応も低下し，開眼によるアルファ減衰の欠如は，意識障害を示唆する重要な所見である。うつ病は意識障害を伴わないため，基礎律動は徐化せず，脳波により鑑別が可能となる。

●昏迷

意志発動障害のため，反応が乏しくなる状態を精神医学的には昏迷という。外見上は意識障害に見えるが覚醒状態にあり，患者は周囲から話しかけられたことなどを理解している。脳器質的疾患などによる通常の意識障害とは異なり，診察者や周囲には不自然な印象を与えるが，意識障害がないことを客観的に証明することは器質的疾患の除外としても重要であり，脳波の基礎律動徐化がないことが重要な所見となる。

昏迷をきたす代表的な精神疾患としては，解離性昏迷や緊張型統合失調症の昏迷などがあげられる。解離性昏迷では，心理的負荷が契機や原因となって呼びかけや痛み刺激にも無反応な状態が見られることがあるが，脳波異常はなく，基礎律動の徐化はみられない。

緊張型統合失調症の昏迷では，幻覚妄想を背景に緊張の強い無言無動状態（緊張病性昏迷）をきたすことがあり，解離性昏迷などの非精神病性疾患に比べると病状は重篤かつ持続的なことも多く，経口摂取困難から輸液管理を必要とすることもある。このため，しばしば，脳炎などの脳器質的疾患との鑑別が重要になる。緊張病性昏迷ではベータ律動の広範な出現など脳活動の亢進を示唆する脳波所見がみられることもあるが，やはり基礎律動の徐化は見られない。脳波は治療経過をも反映し，精神状態の改善や静穏化に伴ってアルファ律動の回復など脳過活動の改善を脳波上でも確認することができる。

辺縁系脳炎の初期には幻覚妄想などの精神症状が前景に立つことがあり，臨床像が緊張型統合失調症の急性期病像に酷似することがある。けいれん発作などを来していないケースでは特異的な脳波所見が得られることは少ないが，せん妄同様に軽度の意識障害を示唆する異常所見がみられることも多く，統合失調症の昏迷との鑑別に役立つ。

●認知症

脳波は脳機能を評価できる優れた検査であるが，クロイツフェルト・ヤコブ病など特徴的な脳波所見を示す認知症性疾患は例外であり，認知症を診断する有力な臨床検査法とは言い難い。認知症に共通した異常所見は，症状とともに進行する基礎律動の徐化と徐波の混入である。しかし，認知症の初期段階では異常所見が見られないことも多く，早期診断には有用ではない。また，疾患特異性の高い所見がないため，各認知症を脳波によって鑑別することはできない。血管性認知症の脳波は徐波の局在が血管病変と一致することが多いが，基本的な異常所見は他の認知症と同じく，基礎律動の徐化と徐波の混入である。

認知症における脳波の有用性は，各認知症の鑑別ではなく，せん妄，うつ病による仮性認知症，非けいれん性重積状態など認知機能低下を来しうるその他の疾患との鑑別にあり，その点では非常に有用である（**表 10-2**）。

表 10-2　認知症との鑑別を要する病態の脳波

状態	臨床特徴・見当識障害	脳波所見
せん妄	興奮，幻覚妄想，低活動などの精神症状 症状の時間的変動（特に夜間の増悪） 注意障害	基礎律動の著明な広汎性徐化と高振幅化 三相波など高振幅徐波の混入 反応性（刺激による周波数増加）の低下
うつ病性仮性認知症	抑うつ気分 精神運動静止 発動性の低下	正常
非けいれん性発作重積状態	突発的かつ挿間的な症状出現 けいれん発作の既往 症状出現時の記憶欠損	発作間欠期あるいは発作期のてんかん性発射

第 II 章

精神科治療における薬物療法について

I

歴史的背景

精神科治療における薬物療法は，1952 年のクロフプロマジンの発見から始まったとされる。しかし，それ以前に薬物がなかったわけではない。紀元前の頃からアルコールをはじめ，地域によって特有のくすりがあり，そのくすりによる精神科的な効果が期待されて用いられていた。これらは現在で言うところの民間療法である。科学的な根拠でもって薬物の有効性が確認されたのは，クロフプロマジンの発見以降である。1950 年代にクロルプロマジンが統合失調症に対して鎮静効果を持つことが指摘されてから，短期間のうちに多くの薬物の精神科治療の効果が取り上げられ，1960 年代以降には急速に開発とともに世界に普及していった。

その中でも画期的な薬物はハロペリドールである。当時，統合失調症はかなり重症化に至る精神疾患と考えられ，19 世紀末にはクレペリン（Kraepelin E）が早発性痴呆という概念規定をしている。この統合失調症に対して，ハロペリドールが抗幻覚・妄想作用を強く持つことから，薬物療法が積極的に行われるようになった。そして，ハロペリドールの薬理作用の究明から統合失調症の原因追及へと進んだ。その一つが，ドーパミン受容体拮抗作用であり，統合失調症のドーパミン過剰仮説につながっている。

ハロペリドールが，統合失調症をはじめとする精神病に対して，鎮静作用と抗幻覚・妄想作用を持つことから，その後開発された薬物は抗精神病薬と呼ばれている。この抗精神病薬の作用では，ドーパミン D2 拮抗作用が主となっているが，その後開発された薬物にセロトニン・ドーパミン拮抗作用があることも判明し，リスペリドン，オランザピン，クエチアピンなどの非定型抗精神病薬の開発と普及へと進んでいる。

抗うつ薬については，1952 年に抗結核薬に気分高揚作用があることからモノアミン酸化酵素阻害薬（MAOI）が用いられるようになった。そして，イミプラミンの抗うつ効果の発見以後，三環系の抗うつ薬，四環系抗うつ薬と開発が進んだ。ここでも抗うつ薬の薬理作用からうつ病の原因追及となり，ノルアドレナリンやセロトニンの再取り込みについての仮説が出され，SSRI（選択的セロトニン再取り込み阻害薬）やSNRI（選択的セロトニン・ノルアドレナリン再取り込み阻害薬）といった次の世代の抗うつ薬の開発につながった。

躁病に対しては，リチウムに効果があることが既に指摘されていたが，一般に抗躁作用が認められるようになったのは1970年以降である。その後，リチウムは抗操作用だけでなく，エピソードの再発予防にも効果を持つことから，気分安定薬として評価されるようになり，カルバマゼピン，バルプロ酸，ラモトリギンなど抗てんかん薬における気分安定薬へとつながっている。

抗不安作用については，メプロバメートが不安・緊張を緩和することがわかり，その後ジアゼパムなど多くのベンゾジアゼピン系薬物が登場することになる。しかし，ベンゾジアゼピン系薬物の抗不安作用が即効性であり有用であることから，治療者・患者の双方が安易に用いる傾向を生んだ。さらに，薬物の依存性も指摘されるようになり，最近では自粛傾向がある。

また，ベンゾジアゼピン系薬物には睡眠作用があることもわかり，睡眠薬としてバルビツレート系の薬物に交代する形で他種類の睡眠薬が開発されて普及した。しかし，これらについても最近ではその依存性の問題から見直しが進められている。

2 薬物療法の基本

薬物療法を正しく理解するためには，薬物の薬理作用と薬物動態についての概略を心得ておく必要がある。

薬物が体内に取り入れられると，その薬物が血液に吸収され，全身に運ばれて分布する。その後，肝臓において代謝され，胆汁や尿に排泄されていく。こうした薬物の吸収から排泄までの動きが薬物動態である。薬物は，吸収後に排泄されるまで生体に対してさまざまな反応を引き起こす。これが薬理作用である。薬理作用を大きく分けると，機能的に促進させる作用と抑制する作用があり，直接に作用するものと間接的に作用するもの，全身に作用するものと局所に限定するものがある。そして，治療効果のある作用，すなわち，生体の病態や症状を改善する作用を主作用と呼び，治療効果に反する作用を副作用という。一般に，疾患に対して薬物が治療効果を持つ場合に，適応症として保険適応が認可されているが，薬物の全ての主作用に対して保険適応が認可されているわけではなく，難治性疾患など，場合によっては治療効果を求めて適応外での薬物使用が行われている場合もある。

薬物が血中に吸収されると，薬物の血中濃度が上昇する。これが薬物に対する代謝・排泄によって徐々に低下していく。この吸収と代謝・排泄による血中濃度のシフトを図で表すと**図 11-1a** のようになる。血中濃度が最大（C max）になるまでに要する時間が T max である。血中濃度が半分（50％）になるまでに要する時間を半減期という。

薬物は，吸収後に代謝・排泄されるまでの期間，分布した生体の各所で薬理作用をもたらしているが，この主作用としての薬理作用が認められる血中濃度を有効濃度と呼ぶ。有効濃度には一定の幅があり，有効濃度を超えた高濃度では，生体に大きなリスクを与えようになり，死に至る場合もある。このような生体にリスクを与える濃度を危険濃度というが，高濃度の薬物に共通して認められるリスクが意識障害である。例えば，薬物の大量服薬などによる急性中毒である。血中濃度が危険濃度を超え，意識障害をきたしても，肝臓による分解と胆汁・尿からの排泄によって徐々に血中濃度は下がっていく（可逆性）が，危険濃度を極度に超えるような場合には死に至る場合も多い（不可逆性）。こうした急性薬物中毒に対する対処療法が，血液透析などの血液浄化法である。

半減期の長さは薬物の種類によって大きく異なる。分解・排泄がはやければ，半減期は短く，分解・排泄に時間を要するものであれば，半減期は長くなる。これまで，薬物の服用回数が 3 回/日のものが多かったが，最近は半減期を長くすることで 1 回/日の服用によって有効濃度が維持される薬物が増えてきている。

有効濃度は，年齢によって大きく異なり，乳・幼児期や高齢者では，有効濃度の幅がかなり狭くなり（**図 11-1b**），一般成人ではさほど問題のない薬物量の摂取においても危険濃度に達しやすい。さらに，年齢とともに分解や排泄といった血中濃度を低下させる機能が減弱し，半減期も伸びている。この半減期については，個人の持つ肝臓や腎臓な

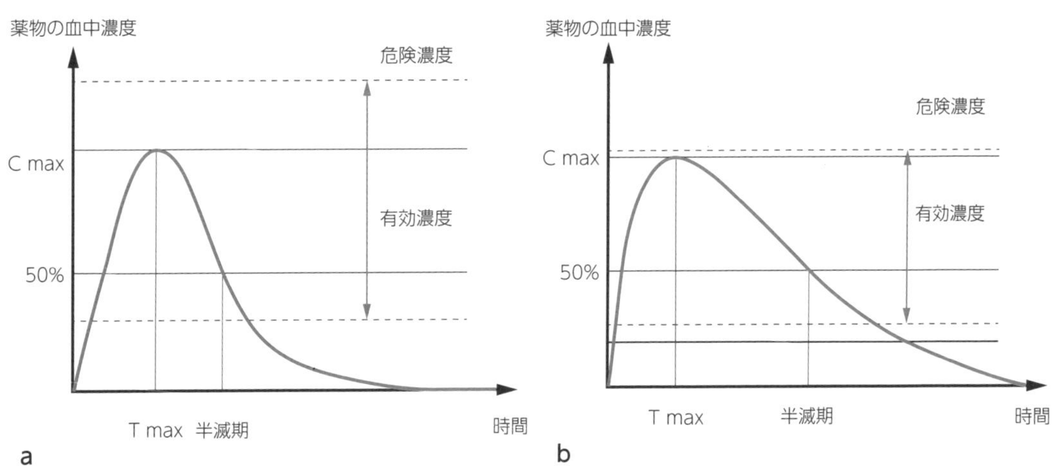

図 11-1　薬物代謝の基本

どの疾患によっても大きな影響を受けている。こうした薬理作用について，個人差の大きいことも理解しておかなければならない。

薬物によっては，有効濃度が薬物使用の継続によって徐々に上昇するものがある。これが耐性であり，かつてのバルビツレート系の睡眠薬に多く見られた。さらに，使用者が薬物の主作用を精神的あるいは身体的欲求から求め，意図的に薬物を使うことを依存という。この依存については，麻薬，覚醒剤などの物質に著しい傾向があり，身体や精神，社会生活に大きな支障を生じることから法的に規制されている。一方最近では，抗不安薬や睡眠薬の中心的存在であったベンゾジアゼピン系の薬物がこうした依存対象薬としてのマイナス評価を受け，治療効果を求めた使用にも影響が出ていることが否めない。

薬物が同時に 2 種類以上使用された場合には，単剤の場合に比して有効濃度や危険濃度が下がる。これを相互作用という。よって，2 種類以上の多剤併用の場合は，副作用が生じやすく，危険濃度に達しやすいことを考慮しておかなければならない。最近では多剤併用の薬物療法に対して，無意味な施行を自粛するよう警鐘が鳴らされている。また，薬物によっては，相互作用によって生体にかなりリスクな状況を引き起こすものもあり，薬物併用が禁忌とされている場合がある。このことは薬物の併用に限らず，生体側の状況，すなわち疾患や妊娠，年齢なども禁忌を考慮する対象となることは心がけておかねばならない。

特に妊娠時の薬物使用は胎生期への影響によって催奇形性をもつ場合がある。例えば，抗てんかん薬のバルプロ酸がその代表であり，精神科外来治療の中での妊娠についての視点は重要である。

薬物療法の導入は，精神症状に対する対症療法的に開始される。そのため精神状態が改善し，精神症状が見られなくなった場合に，薬物療法を終了にするかどうかの判断は重要なポイントである。抗精神病薬や抗うつ薬，抗躁薬，気分安定薬など向精神薬は，精神症状が出現している場合の症状の改善を求めた使用のほかに，再発の予防のためにも用いられる。そのため精神状態の改善後も薬物療法が長期に継続となることが多い。こうした状態の安定と再発予防を求めた薬物療法の長期継続は重要な視点であるが，一方では抗精神病薬などに見られるような遅発性ジスキネジアなど，長期投与の問題性についても常に心がけておかねばならない。

最近では，薬物服用による注意・認知力低下が問題視され，薬物服用時に自動車運転を控えるような説明義務などが提議されている。こうした精神科外来治療と自動車運転といった大きな問題は，治療者側が患者側に何を本質的に求めるのか，今後の倫理・社会問題となる可能性が高い。

3

薬物療法における EBM

最近の薬物療法における治療薬選択の背景には，次のエビデンスのヒエラルキー構造があるだろう。現代社会において，サイエンスに支えられた EBM（evidence based medicine）は臨床研究における最強の武器といえる。その金字塔がヒエラルキー構造（**図 11-2**）である。研究結果の中で最も信頼性が高く評価されるのが，RCT（無作為化比較試験）のメタアナリシスである。次に，単独の RCT，コホート研究，症例対照研究，前後比較研究と続く。症例報告や専門家の意見は下位評価となっている。

RCT のメタアナリシスで行われているのは，複数の研究報告に提示されたデータを統合し，統計解析の結果，指標についての有意差の有無を示す手法である。ここでは多くの研究結果が一つの物差しで再評価されるもので，信頼性が高まるのは意義が大きい。一方，症例報告はただ一つの結果報告に過ぎず，信頼性は低いとされる。エビデンス評価で見ると，この優劣は歴然としており，治療薬選択についての判断もこの基準に従って行われている。例えば，うつ病についての薬物治療アルゴリズム（**図 11-3**）もこのエビデンス評価に基づいて作成されている。エビデンス至上主義的な解釈ではこの判断は妥当であろう。しかし，症例報告では患者と対面し，そこでの関わりの中で検査・治療

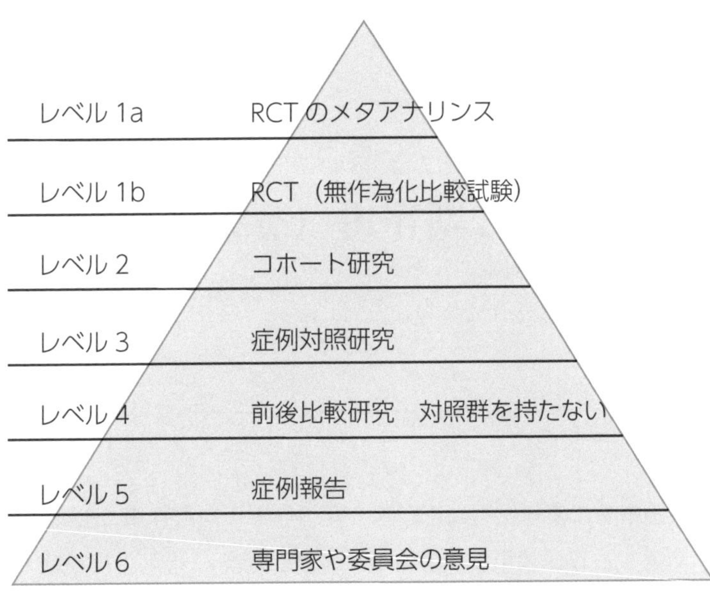

図 11-2　臨床研究におけるエビデンスのヒエラルキー構造

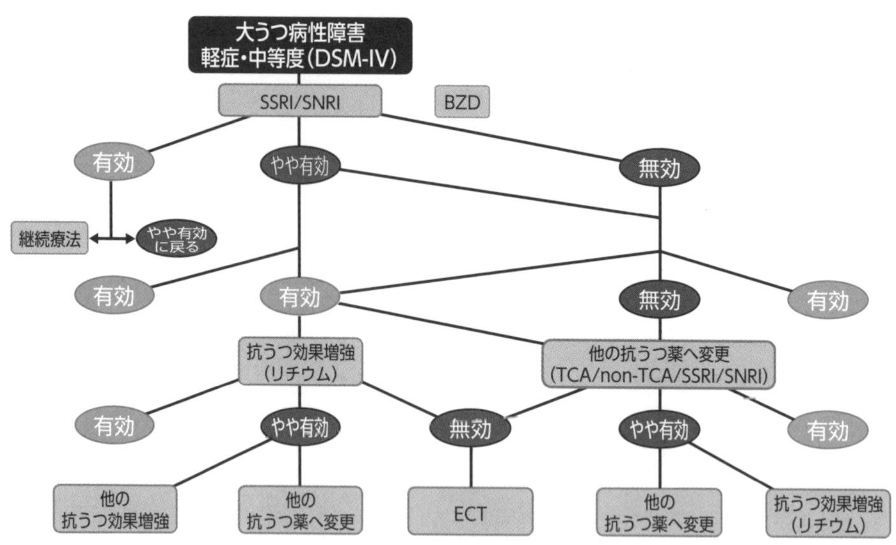

図 11-3 うつ病における薬物治療アルゴリズム

（精神科薬物療法研究会：気分障害の薬物療法アルゴリズム，2003 より）

介入とその経過から，経験論的に仮説が推測されているのに対して，RCT メタアナリシスでは，患者との触れ合いではなく，データの解析で結論を出している。どんな患者であるか，顔を見ることもなく判断されていることにもなる。ここに，最近の臨床手法の決定が患者と触れ合うこととかけ離れた手法にシフトしていることにパラドキシカルな面があることは否定できない。

4 向精神薬の効果と副作用（有害事象）

4-1 抗精神病薬

抗精神病薬の基本的な薬理作用は抗幻覚・妄想作用と鎮静作用である。**図 11-4** に示されるように，幻覚・妄想症状が出現するモデルは，ドーパミンが神経終末から過剰に放出された状態となっていることから，ドーパミン D_2 受容体にドーパミンが結合し，情報伝達されるというドーパミン作用によって説明されている。抗精神病薬の抗幻覚・妄想

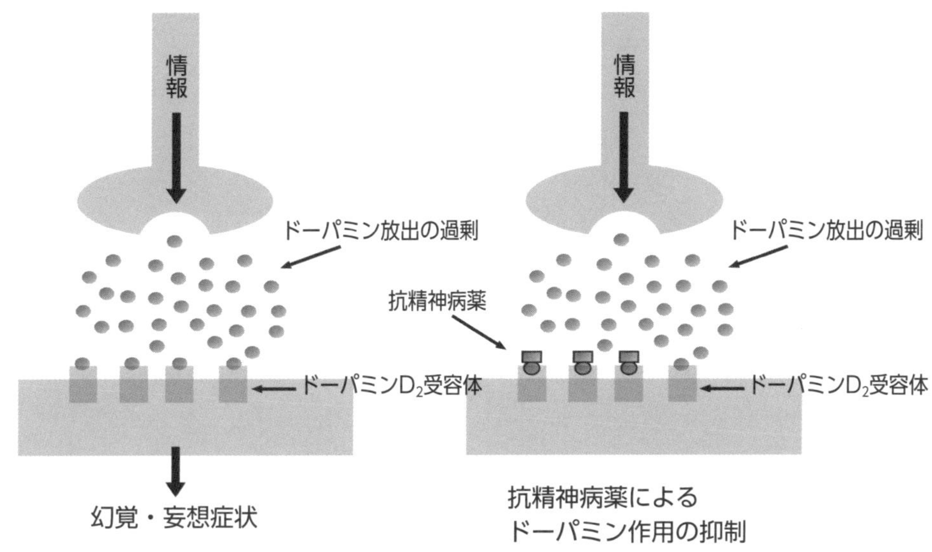

図 11-4　抗精神病薬の作用メカニズム

作用は，ドーパミンに置き換わってドーパミン D_2 受容体に結合することで，ドーパミン作用を抑制することなる。この薬理作用を D_2 受容体拮抗作用という。

この D_2 受容体拮抗作用を持つ基本的な薬物を定型抗精神病薬と呼び，フェノチアジン系とブチロフェノン系が挙げられる（**表 11-1**）。フェノチアジン系のクロルプロマジンとレボメプロマジンには抗幻覚・妄想作用と鎮静作用があるが，レボメプロマジンに強い鎮静作用がある。ブチロフェノン系の代表がハロペリドールであり，抗幻覚・妄想作用が強いため統合失調症の治療薬としてこれまでに最も頻用された薬物である。また，興奮状態にある患者に対してハロペリドールの筋肉注射が常套手段であった。こうした D_2 受容体拮抗作用を持つ定型抗精神病薬では，必然的に錐体外路症状（EPS）が出現する。そのため EPS の改善に抗コリン作用をもつ抗パーキンソン薬としてビペリデンなどが併用されることが多い。

その後，高頻度に EPS の出現する定型抗精神病薬からの変更を求めて，1996 年に導入されたリスペリドンから非定型抗精神病薬が次々と導入された（表 11-1）。ここではセロトニン・ドーパミン拮抗薬（SDA）としてのリスペリドン，ペロスピロン，ブロナンセリンなどや，多受容体作用物質（MARTA）としてのクエチアピン，オランザピン，クロザピンなど，ドーパミン部分作動薬（DSS）のアリピプラゾールがある。非定型抗精神病薬に共通することは，低用量での抗うつ効果と高用量での抗幻覚・妄想作用である。

抗精神病薬の薬理作用は，D_2 受容体拮抗作用が中心であるが，脳内ドーパミン経路から理解される。脳内ドーパミン経路には中脳辺縁系，黒質線条体系，中脳皮質系，漏斗下垂体系がある。中脳辺縁系は腹側被蓋野から側坐核の経路で抗幻覚・妄想作用に最も

表 11-1　主な抗精神病薬

	分類	一般名	商品名	標準投与量 mg
定形抗精神病薬 第１世代抗精神病薬	フェノチアジン系	クロルプロマジン	コントミン	59-450
		レボメプロマジン	ヒルナミン	25-200
	ブチロフェノン系	ハロペリドール	セレネース	0.75-6
		ブロムペリドール	インプロメン	3-18
	ベンザミド系	スルピリド	ドグマチール	300-600
非定形抗精神病薬 第２世代抗精神病薬	SDA	リスペリドン	リスパダール	2-6
		ペロスピロン	ルーラン	12-48
		ブロンナンセリン	ロナセン	8-24
		パリペリドン	インヴェガ	6-12
	MARTA	オランザピン	ジプレキサ	5-20
		クエチアピン	セロクエル	150-600
		クロザピン	クロザリル	200-400
		アセナピン	シクレスト	10-20
	DSS	アリピプラゾール	エビリファイ	6-24

関連する経路である。黒質線条体系は黒質から基底核の経路で EPS に関連する。中脳皮質系は腹側被蓋野から辺縁系皮質の経路で陰性症状や認知症状との関連がある。漏斗下垂体系は視床下部から下垂体前葉の経路で高プロラクチン血症と関連し，無月経，乳汁分泌，性機能障害などが生じる。ドーパミン系以外の作用では，鎮静効果に関連した抗アドレナリン作用，陰性症状の改善に関連した抗セロトニン作用（5-HT_2 受容体遮断作用），口渇・便秘に関連した抗コリン作用，催眠・鎮静に関連した抗ヒスタミン作用などがある。

抗精神病薬の適応症は，統合失調症が主となるが，抗幻覚・妄想作用を求めて様々な精神疾患に見られる幻覚・妄想状態にも使われるほか，鎮静作用を求めて急性精神病や躁状態，興奮・不穏状態などにも使われる。

副作用は**表 11-2** に列挙されるように非常に多く，有害事象とも呼ばれる。主なものは，錐体外路症状（EPS）であり，アカシジア（静座不能），パーキンソン症状，急性ジストニア，遅発性ジスキネジアがある。いずれも抗パーキンソン剤が用いられるが，数年単位の長期間の定型抗精神病薬の服用によって遅発性ジスキネジアが出現することがあり，舌，顎，頸部などに不随意運動が見られる。定形抗精神病薬では重篤な副作用として悪性症候群が生じた。38 度以上の発熱，筋強剛，意識障害，発汗・頻脈などの自律神経症状が出現し，白血球増加と CPK の上昇が見られる。対処として末梢性筋弛緩薬のダントロレンが用い

表 11-2　抗精神病薬の副作用（有害事象）

分類	症状
中枢神経系	錐体外路症状，急性ジストニア，アカシジア
	遅発性ジスキネジア，遅発性ジストニア
	けいれん
精神症状	眠気，ふらつき，過鎮静
	抑うつ
循環器系	血圧低下，頻脈，不整脈，心電図異常
消化器系	口渇，便秘，麻痺性イレウス，肝機能障害
内分泌系	性欲低下，勃起障害，射精障害
	無月経，乳汁分泌
	食欲増加，体重増減，肥満，糖尿病悪化
	多飲，多尿
造血器系	無顆粒球症
眼症状	かすみ目，緑内障
皮膚症状	湿疹，日光過敏，色素沈着
その他	悪性症候群，水中毒

られたが，非定型抗精神病薬ではあまり見られなくなった。

非定型抗精神病薬では内分泌系の副作用が目立つ。特に，体重増加は重要なポイントである。社会生活に支障をきたしている精神症状の改善が治療の最優先とされるが，肥満といった社会生活における別視点の支障をもたらすことがあることも認識されていなければならない。代謝面でも血糖値上昇があり，糖尿病の発症率が増加する。ほかに，高プロラクチン血症，無月経，乳汁分泌，性機能障害，肝機能障害なども挙げられよう。

4-2

抗うつ薬

抗うつ薬の薬理作用では，**図 11-5** のようなモデルがわかりやすい。ノルアドレナリンとセロトニン，ドーパミンの三つの神経伝達物質と脳機能や精神症状との関連である。ノルアドレナリンが活力，興味，セロトニンが衝動性，ドーパミンが活動性と関わるとされる。ノルアドレナリンとセロトニンには不安，焦燥。ノルアドレナリンとドーパミンには動機。セロトニンとドーパミンには食欲，性欲，攻撃性が関連。そして，気分，感情，認知機能には三つが全て関連するとされている。

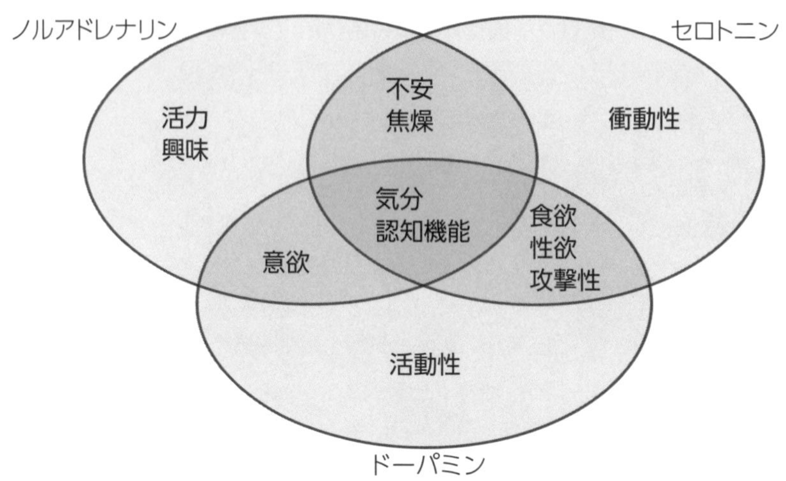

図 11-5　神経伝達物質と関係する精神症状
（Gorman JM and Sullivan G, 2000 を引用）

表 11-3　主な抗うつ薬

分類	一般名	商品名	標準投与量 mg
三環系	イミプラミン	トフラニール	25-300
	クロミプラミン	アナフラニール	50-225
	アミトリプチン	トリプタノール	30-150
	アモキサピン	アモキサン	25-300
	ノルトリプチリン	ノリトレン	50-150
四環系	マプロチリン	ルジオミール	30-75
	ミアンセリン	テトラミド	30-60
NaSSA	ミルタザピン	リフレックス	15-45
SSRI	フルボキサミン	ルボックス	50-150
	パロキセチン	パキシル	20-40
	セルトラリン	ジェイゾロフト	25-100
	エスシタロプラム	レクサプロ	10-20
SNRI	ミルナシプラン	トレドミン	25-100
	デュロキセチン	サインバルタ	20-60
	ベンラファキシン	イフェクサー	37.5-225
ベンザミド系	スルピリド	ドグマチール	150-600

抗うつ薬の種類は**表 11-3** のように多種類ある。初期の頃は，MAO 阻害薬も用いられていたが，日本では既に使われなくなり，イミプラミンを代表とする三環系が多く用いられた。イミプラミンには，ノルアドレナリン再取り込み阻害作用とセロトニン再取り

込み阻害作用があり，不安・焦燥のあるうつ状態に効果が認められる。しかし，抗コリン作用による口渇，便秘が高頻度に見られる。三環系では，クロミプラミン，アミトリプチン，アモキサピンなどがあるがいずれも抗コリン作用による副作用の出現が多い。

その後，抗コリン系の副作用を軽減するため，四環系のマプロチリンやミアンセリンが導入され，ノルアドレナリン作動性・特異的セロトニン作動性（NaSSA）のミルタザピンへと続いている。

現在中心として用いられているのは，選択的セロトニン再取り込み阻害薬（SSRI）であり，セロトニン再取り込み阻害作用に限定され，抗ノルアドレナリン作用，抗コリン作用，抗ヒスタミン作用はほとんどないためその副作用も少ない。フルボキサミンが1999年に導入されたが，悪心が強く見られた。その後，パロキセチン，セルトラリン，エスシタロプラムと続いた。

また，セロトニン再取り込み阻害作用とノルアドレナリン再取り込み阻害作用の二つに限定した薬物として，セロトニン・ノルアドレナリン再取り込み阻害薬（SNRI）があり，ミルナシプラン，デュロキセチン，ベンラファキシンが使われている。

抗うつ薬の適応症は，うつ病であるが，うつ状態を示す多くの精神疾患にも用いられる。うつ病に対しては，薬物治療のアルゴリズム（**図 11-3**）が学会などで推奨されており，SSRI あるいは SNRI が第一選択薬となっている。双極性障害に見られるうつ状態については，躁転のリスクを避けるべく抗うつ薬を使用しないとされている。しかし，ここではエビデンスを求める研究者と経験に基づく現場の臨床医との懸隔があり，最近では抗

表 11-4　抗うつ薬の副作用（有害事象）

分類	症状
中枢神経系	けいれん
精神症状	眠気、せん妄
循環器系	血圧低下，頻脈
消化器系	口渇，便秘，悪心，嘔吐
内分泌系	体重増加
眼症状	かすみ目，緑内障
泌尿器系	尿閉，性機能障害
皮膚症状	湿疹
その他	セロトニン症候群

うつ薬の使用を認める意見も重視されるようになった。

副作用は**表 11-4** にまとめられる。抗コリン作用，抗ノルアドレナリン作用，抗ヒスタミン作用，セロトニン再取り込み阻害作用の四つに関連して，全身に出現する副作用が解釈される。抗コリン作用が多く，口渇，便秘，かすみ目，緑内障，尿閉，せん妄などがある。抗ノルアドレナリン作用では，血圧低下や頻脈の循環器系がある。抗ヒスタミン作用では眠気。セロトニン再取り込み阻害作用では，悪心，嘔吐，性機能障害があるが，重篤なものにセロトニン症候群があり，錯乱や見当識障害，ミオクローヌス，自律神経症状が出現する。

抗うつ薬では，投与初期や増量時にアクチベーション症候群が見られることがある。ここでは不安，焦燥が強く現れ，不眠，神経過敏なども生じる。また，減量や中止時にも，不安，焦燥に加え，めまい，ふらつき，悪心，嘔吐，手足しびれも生じる退薬症候群（中断症候群）が見られることがある。

4-3

気分安定薬

1949 年に炭酸リチウムに抗躁効果があることが示されてから，1970 年代になって臨床に多く使われるようになった。当初，抗躁効果に着眼されていたが，双極性障害のエピソードの再発予防にも効果があることがわかり，気分安定薬と呼ばれるようになった。その後，カルバマゼピンやバルプロ酸といった抗てんかん薬においても同様な効果があることが示され，2011 年にはラモトリギンが導入された。

薬理作用では，炭酸リチウムが各種シナプス前の神経伝達物質の代謝やシナプス後膜受容体に作用することが指摘されている。カルバマゼピンやバルプロ酸では，ナトリウムチャネルやカルシウムチャンネルに対する作用，GABA 系の増強作用，NMDA 受容体との関連が示されている。さらに最近では，気分安定薬にアポトーシスを防ぐような神経保護作用があると言われている。しかし，治療効果と薬理作用との関連はまだはっきりしていない状況である。

気分安定薬の適応症は，双極性障害である。炭酸リチウムではおよそ 1/3 が反応を示すが，2/3 には反応がないと言われ，バルプロ酸やカルバマゼピンが用いられる。これらはいずれも即効性がないため効果発現に 2 週間以上を要する。ラモトリギンについては，最近うつ病エピソードにおいての抗うつ効果が指摘されている。

副作用では，炭酸リチウムにおいて運動失調や構音障害の神経症状から意識障害に至る場合がある。これらはリチウムの血中濃度と相関しており，定期的な採血検査が必要となる。炭酸リチウムの代謝は腎排泄であり，血中濃度が腎機能に影響されることも考慮しておかなければならない。バルプロ酸では副作用は少ないが，催奇形性があるため妊婦への使用を避けなければならない。カルバマゼピンでは顆粒球減少症があり，皮疹やスティーブンス-ジョンソン症候群が生じることも知っておかねばならない。ラモトリギンでは皮疹が見られている。

4-4

抗不安薬

抗不安薬は，**表 11-5** に示すようにベンゾジアゼピン系とセロトニン作動系がある。ほとんどがベンゾジアゼピン系であり，半減期によって短・中時間型と長時間型に分けられる。ベンゾジアゼピン系は抗不安作用が主となるが，鎮静作用，催眠作用，筋弛緩作用，抗けいれん作用もある。セロトニン作動性では抗不安作用に限られている。

ベンゾジアゼピン系の薬理作用は，ベンゾジアゼピン受容体の刺激による。ベンゾジアゼピン受容体は GABA と Cl-チャンネル複合体からなり，ベンゾジアゼピンが受容体に結合すると GABA の $GABA_A$ 受容体への親和性が増加し，Cl-チャンネルが開いて Cl-イオンの細胞内取り込みが促進され，細胞膜の過分極が大きくなって神経伝達が抑制される。こうした細胞の興奮抑制が抗不安作用となっている。

抗不安薬の適応症は，パニック障害や社交不安障害，全般性不安障害などの不安障害が主であるが，不安や緊張のみられるほとんどすべての精神疾患に対処的に用いられている。抗不安薬の特徴は即効性である。そのためパニック発作などの出現の際に有効である。この即効性の効果によって，最近ではパニック発作の出現時の頓服使用が勧められている。発作時の苦痛感が抗不安薬の服用によって改善するという薬理効果の経験は大きく，安心感につながる。さらに，不安発作の生じやすい状況，例えば人前でのプレゼンテーションなどでも，事前に服用することで発作が生じなかったという経験も大き

表 11-5　主な抗不安薬

種類		一般名	商品名	標準投与量(mg/日)
ベンゾジアゼパム系	短・中時間型	エチゾラム	デパス	1.5-3
		クロチアゼパム	リーゼ	15-30
		ロラゼパム	ワイパックス	1-3
		アルプラゾラム	ソラナックス	1.2-2.4
		ブロマゼパム	レキソタン	3-15
	長時間型	ジアゼパム	セルシン	4-20
		オキサゼパム	セレナール	30-60
		ロフラゼプ酸エチル	メイラックス	2
セロトニン作動性		タンドスピロン	セディール	30-60

く，状況対処の自信につながる。こうした経験から頓服薬を常備することで予期不安も軽減していく。抗不安薬を常備することで自己暗示効果も期待できるのである。

抗不安薬の即効性は，使用法を誤ると依存性のリスクもある。これはベンゾジアゼピン系薬物の持つ問題性に関連しており，最近では治療者・患者の双方での安易な使用に対する自粛傾向がある。

4-5

睡眠薬

睡眠薬は**表 11-6** に示すように，ベンゾジアゼピン受容体作動薬とメラトニン受容体作動薬，オレキシン受容体拮抗薬に分けられる。ベンゾジアゼピン系では，半減期によって短時間型と中間・長時間型に分けられる。

ベンゾジアゼピン系の薬理作用は，抗不安薬において既述した。睡眠効果としては，短時間型のものが就眠困難に用いられ，中間・長時間型は中途覚醒や早朝覚醒に用いられる。

メラトニン受容体作動薬は，メラトニンへの作用から睡眠・覚醒リズム調整を行うものでラメルテオンがある。最近は，オレキシン受容体拮抗薬が開発されたが，覚醒を維持するオレキシンの作用を阻害することで睡眠に移行させる作用があり，スポレキサン

表 11-6　主な睡眠薬

種類		一般名	商品名	標準投与量(mg/日)
ベンゾジアゼピン受容体作動薬	短時間型	ゾルピデム	マイスリー	5-10
		トリアゾラム	ハルシオン	0.125-0.25
		ゾピクロン	アモバン	7.5-10
		ブロチゾラム	レンドルミン	0.25
		リルマザホン	リスミー	1-2
		ロルメタゼパム	エバミール	1-2
	中間および長時間型	フルニトラゼパム	ロヒプノール	0.5-2
		エスタゾラム	ユーロジン	1-4
		ニトラゼパム	ベンザリン	5-15
		クアゼパム	ドラール	15-30
		ハロキサゾラム	ソメリン	5-10
		フルラゼパム	ダルメート	10-30
メラトニン受容体作動薬		ラメルテオン	ロゼレム	8
オレキシン受容体拮抗薬		スボレキサント	ベルソムラ	15-30

トが出ている。

副作用には，眠気，ふらつきが多く，ベンゾジアゼピン系の鎮静・催眠作用，筋弛緩作用による。稀に奇異反応という不安，焦燥，興奮，脱抑制行動が生じることがある。長期服用の場合，中断によって不安，焦燥，感覚過敏，発汗，嘔吐なども生じうる。短時間型のトリアゾラムでは，使用の中断による反跳不眠が容易に生じることが指摘されている。また，ベンゾジアゼピン系では最大の問題は，依存性である。ベンゾジアゼピン系は大量服用によって依存となり，中断時にけいれんやせん妄が生じる。最近は常用量依存の考えもあり，抗不安薬と同様に安易な使用に対して自粛する傾向となっている。

4-6

抗てんかん薬

抗てんかん薬はてんかん発作の抑制に使われる。そのためてんかん発作のタイプによって抗てんかん薬が分けられる。てんかん発作には全般発作と部分発作があり，第1選択薬としては，全般発作に対してバルプロ酸，部分発作に対してカルバマゼピンが用いられる。全般発作の第2選択薬では，強直間代発作ではフェノバルビタール，フェニトイン，ゾニサミド，ラモトリギン，トピラマート，レベチラセタムなどが使われる。欠神発作ではエトスクシミド，ラモトリギン，ミオクロニー発作にクロナゼパム，レベチラセタムが用いられる。

部分発作の第2選択薬には，フェニトイン，ゾニサミド，バルプロ酸，ラモトリギン，トピラマート，レベチラセタム，ガバペンチンが用いられる。

抗てんかん薬には催奇形性のあるものが多い。バルプロ酸，フェニトイン，カルバマゼピン，フェノバルビタールである。てんかんでは発作の予防のため長期の服用が必要となる。そのため妊婦での使用には十分気をつけなければならず，最近ではラモトリギンが推奨されている。

4-7

抗認知症薬

コリンエステラーゼ阻害薬が，認知症の進行を遅らせることが指摘されてから，1999年にドネペジルが導入された。アセチルコリン分解酵素の活性を阻害し，アセチルコリンの神経伝達が促進される。その後，ガランタミン，リバスチグミンも導入されたが，いずれも認知症症状の増悪を遅らせるものである。最近のメマンチンはNMDA型グルタミン酸受容体拮抗薬であるが，認知症症状の進行遅延のほか，PTSDのトラウマへの効果も期待されている。

4-8

その他

1．抗酒薬

抗酒薬の薬理作用は，肝臓におけるアルコール代謝への作用である。アルコールはアルコール脱水素酵素によって中間代謝物質のアセトアルデヒドに分解され，アルデヒド脱水素酵素２型によって酢酸となる。抗酒薬はアルデヒド脱水素酵素２型の作用を阻害するため，血中のアセトアルデヒドが高まり，動悸，嘔気，頭痛が強まる。この状態は，飲酒で酔った状態に等しい。抗酒薬の服用によって，飲酒をした場合に悪酔いのような不快な状態を経験するため，飲酒行動を避けるようになるというのがアルコール依存者への治療効果である。当初，短期効果のシアナミドのみであったが，長時間効果のあるジスルフィラムが導入された。しかし，アルコール依存者では，抗酒薬の服用によって飲酒時の不快気分が生じることを避けて抗酒薬への拒薬が起きることも考慮しなければならない。

最近では，脳に直接作用し飲酒欲求を軽減させるアカンプロサートカルシウムが2013年から用いられている。

2．精神刺激薬

精神刺激薬は，全般性に精神活動を高め，覚醒させる。その代表にメチルフェニデートがあり，ナルコレプシーやAD/HDの適応がある。過去には，うつ状態に対して状態を賦活させるためにメチルフェニデート（リタリン）が使用されたが，耐性・依存からの過剰な薬物欲求，乱用による幻覚妄想症状などが社会問題となり，現在では適応症が厳しく規制されている。

モダフェニール，ペモリンが最近は導入され，AD/HDの適応となっている。

5 コンプライアンスとアドヒアランス

患者が薬物治療の効果を得るには，患者側が治療者によって処方された薬を継続することが必要である。こうした処方薬の継続（服薬）を遵守するということをコンプライアンスといい，患者側に対してコンプライアンスが良い，あるいは悪いといった服薬に関する判断評価が治療者によって以前は行われていた。この考え方は，ある意味で患者への治療の強要的な解釈が残ることから，最近ではコンプライアンスという言葉が使われなくなってきた。

患者側への治療の強要について，パターナリズムといった，患者の病気は医師が治すべきものであり，患者はその恩恵を受けられるといった価値判断が従来強くあったが，価値判断の多様化とともに個人の選択権が重視されるようになり，病気の治療選択は患者側が自らの意思で決めるといったインフォームドコンセントが欠かせないものとなった。

そのため最近では，薬物治療の継続についても患者側の意思が反映されるようになり，服薬遵守についてコンプライアンスという言葉を避け，アドヒアランスという言葉が使われるようになってきた。ここでは，治療において患者と治療者との信頼性が最重要視され，患者側が能動的に服薬を続けるといった意味が付加されるようになってきた。

こうしたアドヒアランス概念の中で，治療者と患者の相互のコミュニケーションが重要であり，効果や副作用を中心とした薬物服薬後の細かい変化にも相互が十分注意を払っていなければならない。そして，相互の納得の上で薬物治療が継続されていくことが求められる。

第12章

公認心理師が知っておくべき関連法令

公認心理師が知っておくべき関係法令として，ここでは，精神保健福祉法を中心に述べる。

I 「精神保健福祉法（精神保健及び精神障害者福祉に関する法律）」の目的，沿革

現在，医師，歯科医師，薬剤師，看護師，その他の医療の担い手による医療行為，および病院，診療所，介護老人保健施設，調剤薬局などの医療施設に関する基本的な法律は，医療法である。これに対し，「精神障害者の医療及び保護」，「社会復帰の促進及びその自立と社会経済活動への参加の促進のために必要な援助」，「（精神障害の）発生の予防」（精神保健福祉法，以下「法」と呼ぶ，第一条）を目的として制定されているのが，精神保健福祉法である。

明治33年3月に公布された「精神病者監護法」が我が国における，精神障害者に関する最初の法律である。明治17年に始まった相馬事件による精神病者に対する社会的な関心の高まりがこの法律制定の重要な契機であった。この法律では，精神病者の監護義務者の制定と，精神病者の監置についての行政官庁の監督権限などが定められていた。しかし監置の方法としては，私宅監置も許していた。そのため，第二次世界大戦まで，我が国では，精神病者の私宅監置が長く行われることになった。

コラム1　相馬事件

旧中村藩主，相馬誠胤の精神的な変調が悪化したため，1879年に家族が宮内省に自宅監禁を申し入れ，以後自宅で監禁した。数年後，旧藩士である錦織剛清が，誠胤の病状に疑いをもち，監禁は不当であるとして，関係者を告発，事件は表面化した。複数の医師が誠胤を診察したがその診断は一貫せず事態は一層混乱した。最終的に，誠胤は東京府癲狂院に入院となった。

コラム2 私宅監置

精神病者監護法では，精神病者の保護について，監護義務者を親族から選び，適任者不在の場合は，市町村長を監護義務者とし，当該病者を精神病院または病室に監置する手続きを定めた。この法律は，病者の保護より，社会防衛に重点がおかれていた。法律制定当時，精神病者を監置する精神病院または病室は，極めて不足していたため，監督官庁である警察の管理のもと，私宅に専用の部屋を設けて監置することが行われた。これを私宅監置という。

さらに大正8年には「精神病院法」が可決され，精神病に対する公共の責任としての公的精神病院設置の方向性が打ち出されたが，戦前には公立精神病院は5病院にとどまった。

戦後は，「精神病者監置法」と「精神病院法」を解消させ，新たに欧米の制度の考え方を取り入れて，昭和25年に「精神衛生法」が公布された。この法律は，その後数回の改正を経て，平成7年の改正時には，「精神保健及び精神障害者福祉に関する法律」（精神保健福祉法）と法律名も変更された。同法は，同年4月1日に施行された。この時，「医療及び保護」，「社会復帰の促進」，「国民の精神的健康の保持促進」という従前の「精神保健法」の目的に加えて，「自立と社会参加の促進のための援助」という福祉的な要素が加えられた。その後も平成11年，平成17年，平成25年に改正が重ねられて現在に至っている。

2 精神保健福祉センター・精神医療審査会

2-1 精神保健福祉センター

「都道府県は，精神保健の向上及び精神障害者の福祉の増進を図るための機関（以下「精神保健福祉センター」という）を置くものとする」（第六条）。

ここでは，精神保健福祉センターの業務として，1）精神保健福祉に関する知識の普及，2）精神保健福祉に関する調査研究，3）精神保健福祉に関する複雑困難な相談指導，4）精神医療審査会の事務局の役割，5）精神障害者保健福祉手帳の交付の際の判定，6）通院医療費の公費負担の判定，7）障害者総合支援法の規定により，市町村に対して，意見を述べることや必要な援助を行うこと，を規定している。センター職員の構成は，精神科の診療に十分な経験を有する医師，精神保健福祉士，臨床心理技術者，保健師，看護師，作業療法士，などで構成される。また診療機能や，デイケア，障害者総合支援法に規定する障害福祉サービスなどのリハビリテーション機能を持つことが望ましいとされる。

保健センターとは，市町村に設置することのできる機関である。目的は，地域保健に関して必要な事業を行うことであり，具体的には，地域住民に対する健康相談，保健指導，健康診査などである。

2-2

精神医療審査会

「（前略）都道府県に，精神医療審査会を置く」（第十二条）。

精神医療審査会とは，精神科病院に入院している精神障害者に対して，その人権に対する十分な配慮と，適正な医療及び保護の確保について審査を行うことを目的としている。こうした審査を行うために，精神医療審査会は，専門的かつ独立的な機関であることが求められている。具体的には，1）医療保護入院の届け出，措置入院者及び医療保護入院者の定期病状報告があったときに，その入院の必要性を審査する，2）任意入院患者の定期病状報告があったときに都道府県知事からの求めに応じて，入院の必要性につい

附 保健所・保健センター

これらは，地域保健法に依拠して設置されている。地域保健法は，1994年に保健所法から改正された。この法律は，地域保健対策の推進に関する基本指針，保健所の設置その他地域保健対策の推進に関し基本となる事項を定めることにより，地域保健対策に関する法律による対策が地域において総合的に推進されることを確保し，もつて地域住民の健康の保持及び増進に寄与することを目的としている。

なおここでいう地域保健対策に関する法律とは，対人保健として，健康増進法，感染症法，予防接種法，母子健康法，精神保健福祉法など，他方対物保健として，食品衛生法，興行場法などの業法，水道法，墓地埋葬法，などを指す。

保健所と市町村保健センターの設置は，この法律に規定されている。

保健所は，都道府県，指定都市，中核市，特別区に設置されている。地域住民の健康の保持増進に関する業務を行っている。「保健所及び市町村における精神保健福祉業務運営要領」（平成18年12月）によると，保健所は地域精神保健福祉業務の中心的な行政機関とされ，その業務として，「1. 企画調整」「2. 普及啓発」「3. 研修」「4. 組織育成」「5. 相談」「6. 訪問指導」「7. 社会復帰及び自立と社会参加への支援」「8. 入院医療及び通院医療関係事務」「9. ケース記録の保持及び記録の保持等」「10. 市町村への協力及び連携」が挙げられる。

て審査する，3）精神科病院に入院中の者またはその家族等から，退院請求または処遇改善請求があったときに，当該請求にかかる入院中の者について，入院の必要性または，処遇の妥当性について審査する，などが主な業務となる。

3 精神保健指定医

「厚生労働大臣は，その申請に基づき，次に該当する医師のうち第十九条の四の規定する職務を行うのに必要な知識及び技能を有すると認められる者を，精神保健指定医（以下「指定医」という）に指定する。

1. 5年以上診断また治療に従事した経験を有すること。
2. 3年以上精神障害の診断又は利用に従事した経験を有すること。
3. 厚生労働大臣が定める精神障害につき厚生労働大臣が定める程度の診断又は治療に従事した経験を有すること。
4. 厚生労働大臣の登録を受けたものが厚生労働省で定めるところにより行う研修の過程を修了していること」（法第十八条）。

本条が精神保健指定医の指定に関する規定である。精神保健指定医に特に求められているのは，医療を行う際の，患者の人権に対する十分な配慮である。また，有資格者のみに一定の医療行為を業務独占的に行いうる権限を与えるいわゆる専門医制度とは異なる特別の法的資格制度であり，精神保健指定医でなければ，精神医療を行うことができないということではない。

4

任意入院

「精神科病院の管理者は，精神障害者を入院させる場合においては，本人の同意に基づいて入院が行われるように努めなければならない」（法第二十条）。

一般身体科での一般的な入院形態である自由入院に相当する入院形態が，精神保健福祉法では任意入院とよばれる。この条文では，精神障害者を精神科病院に入院させる場合に，本人の同意に基づいて入院が行われるように努めなければならないことが規定されている。

続く法第二十一条では，任意入院を行う場合の手続き及び任意入院患者の退院時の取り扱いに関する規定が述べられている。主なものとしては，1）入院に際して，入院中の権利事項その他一定の事項について書面で説明を行い，患者から入院同意書を得る，2）任意入院中の患者から退院要求があれば，退院させなくてはならない，3）この場合でも，精神保健指定医が診察して，入院継続の必要があると認めた場合には，必要な事項を書面で告知した上で，72 時間の退院制限が行えるなどである。

症例 1

任意入院の症例

45 歳女性 A。数か月前から，早朝覚醒，易疲労感，抑うつ気分を自覚しはじめた。次第に焦燥感や希死念慮も出現したため，配偶者に伴われて精神科を受診。医師からうつ病と診断され，入院治療を勧められ，本人も同意したため，任意入院となった。

症例 2

72 時間の退院制限の症例

A は任意入院したものの，入院後 3 日目，「ここにいても治らない，退院させてほしい」と退院を要求した。本人の状態の報告を受けて診察に精神保健指定医が診察にあたったところ，本人の退院要求の背後に，強い希死念慮を認め，このまま退院すると，治療が中断するだけでなく，自殺に及ぶ高い可能性を認め入院継続が必要であると判断した。A にその旨を説明しても，A は頑なに退院希望を繰り返すのみであった。配偶者は出張中で連絡がとれず，ほかに身寄りもないことから精神保健指定医は，72 時間の退院制限を行うことにして，必要な事項を A に口頭と書面で告知した。

5
措置入院

5-1

診察および保護の申請

「精神障害者又はその疑いのある者を知った者は，誰でも，その者についての診察及び必要な保護を都道府県知事に申請することができる」（法第二十二条）。

この法の申請に該当する精神症状とは，精神障害に基づく「自傷他害のおそれ」を有するものでなければならない。単に精神障害を認める，あるいは，今後「自傷他害のおそれ」が生じる可能性がある，というだけでは，以下に述べる法第二十七条による精神保健指定医の診察の必要性があるとは言えない。また，申請を受けた都道府県知事または指定都市の市長は，必要があると認めれば，指定する精神保健指定医に診察され，場合によっては，措置入院させることができる。この場合の申請者が警察官，検察官，保護観察所の長，矯正施設の長である場合がそれぞれ法第二十三条，二十四条，二十五条，二十六条に規定されている。

5-2

精神保健指定医の診察等

「都道府県知事は，第二十二条から前条までの規定による申請，通報又は届け出のあったものについて調査の上必要があると認めるときは，その指定する指定医をして診察をさせなければならない」（法第二十七条）。

行政の調査を経て必要が認められれば，都道府県知事または指定都市の市長が指定した精神保健指定医が，診察を行う。この場合，一人目の精神保健指定医が診察を行い，措置入院が妥当であると判断した場合のみ，二人目の精神保健指定医による診察が行なわれる。そこで，二人目の精神保健指定医が措置入院が妥当であると判断されれば，措置入院が決定される。もし一人目の精神保健指定医が措置入院は妥当ではないと判断すれば，あるいは，一人目の精神保健指定医が，措置入院が妥当だと判断しても二人目の精神保健指定医が妥当ではないと判断すれば，措置入院にはならない。措置入院の妥当性は，精神障害に起因する「自傷他害のおそれ」の有無に基づく。

症例 3

措置入院の症例

23歳男性B。隣家から電磁波で嫌がらせをされていると，隣家の窓ガラスを足で蹴破って，警察に通報された。臨場した警察官に「ずっと電磁波をかけられて，脳みそに穴が開いてしまうので，やめて欲しかった」などと述べた。警察官は，精神保健福祉法第23条に基づいて措置を申請した。この申請に基づいて，一人目の精神保健指定医が措置診察を行い，隣家に対する被害妄想が活発で，自傷他害の可能性が高いと考え，措置入院が必要と判断した。このため二人目の精神保健指定医が措置診察を行った。その結果，一人目と同様の判断を下した。この二人の精神保健指定医を判断に基づいてBは措置入院となった。

症例 4

措置入院にならなかった症例

26歳女性C。1か月前から知人の男性の声で，様々な命令が聞こえるようになった。ある日，自宅2階の窓から飛び降りようとするところを母親が発見し，止めようとするが一人では止めきれず，警察に通報した。警察は，措置を申請した。この申請に基づき，一人目の精神保健指定医が措置診察を行った。当時の状況についてCは「窓の下で待ってるから降りてこいといわれた。下にはだれもおらず，どうしていいかわからなくて，混乱した」などと述べた。診察にあたった精神保健指定医は，幻覚妄想は活発なものの，自傷他害の恐れが高いとまでは言えず，家族もCの入院加療を希望していることから，措置入院には該当しないと判断し，併せて医療保護入院が妥当であると意見を述べた。この判断に基づいてCは医療保護入院となった。この場合，二人目の精神保健指定医による措置診察は不要である。

5-3

都道府県知事による入院措置

「都道府県知事は，第二十七条の規定による診察の結果，その診察を受けた者が精神障害者であり，かつ，医療及び保護のために入院させなければその精神障害のために自身を傷つけ又は他人に害を及ぼす恐れがあると認めたときは，その者を国等の設置した精神科病院又は，指定病院に入院させることができる」（法第二十九条）。

この条文では，措置入院に関する規定が述べられている。都道府県知事又は指定都市の市長が命令する措置入院は，以下に述べる緊急措置入院とともに，行政処分である。

この点で，任意入院や医療保護入院など精神保健福祉法で規定されるほかの入院形態とは，異質な入院形態であるといえる。措置入院，緊急措置入院によって発生した医療費は，命令を行った都道府県または指定都市が負担する（法第三十条）と規定されているのも，これらの入院の行政処分としての性格を反映している。なお措置入院を受け入れる入院医療機関については，できるだけ公的医療機関で医療及び保護を受けるのが望ましいとされるが，それ以外の精神科病院で措置入院を受け入れる場合には，都道府県知事からの指定を受ける必要がある（法第十九条の八）。

5-4

緊急措置入院

措置入院の適否についての精神保健指定医の診察が必要となった場合で，夜間や休日など，上述のように二人の精神保健指定医の診察が速やかに行うことができない場合がある。このような場合には，一人の精神保健指定医の診察のみで，措置入院と同等の入院処遇を判断することができることを定めたのが，法第二十九条の二である。この入院を緊急措置入院という。この入院の期間は 72 時間を超えることはできず，その間に，改めて法第二十七条による措置入院の手続きまたは，他の入院形態または退院へ切り替える必要がある。

6
医療保護入院

精神障害を有するもので，精神保健指定医の診察の結果，入院治療が必要であると判断されるものの，本人の同意が得られず，任意入院が行えない場合がある。このような場合に，保護者の同意に基づいて行うことのできる非自発的な入院である「医療保護入院」を規定しているのが，法第三十三条である。ここでいう保護者とは，配偶者（婚姻届をした法律上の配偶者），親権者（未成年の子に対して，父母の婚姻中は父母，または単独で親権を行使する者），扶養義務者（直系血族及び兄弟姉妹のように法律上当然に扶養する義務を有する者，三親等内の親族のうち家庭裁判所が特別の事情がある場合に審判することによって扶養する義務が発生する者），後見人または保佐人をさす。これらのうちいずれかの同意があれば，医療保護入院は可能となる。

また，上記に該当する者がない場合または，家族がいても心神喪失等の状態にあるため，意思能力がなく医療保護入院の同意ができない場合は，当該患者の居住地（居住地がないか，明らかでない時は現在地）を管轄する市町村長（特別区の長を含む）の同意があれば，医療保護入院をとることができる。

また精神保健指定医が診察を行い，この入院形態が妥当である場合に，保護者の同意を直ちに得ることができない場合には，72 時間に限って，非自発的入院として「応急入院」を行うことができる。「応急入院」は，法第三十三条の七に規定されている。応急入院がなされた場合には 72 時間の間に保護者の同意を得るか，他の入院形態に変更するなどの対応が求められる。

症例 5

医療保護入院となった症例

63 歳男性 D。一か月ほど前から睡眠障害，多弁が出現した。やがて，新車を購入しては，「気に入らない」と 1 週間程度で，別の新車に買い替えるなどの顕著な浪費が始まった。配偶者と息子に伴われて精神科を受診した。診察に当たった精神保健指定医は，D が躁状態であり入院加療が必要であると判断したが，D は，購入してまもない新車でドライブに行きたいなどと述べ，入院を拒否した。精神保健指定医は，配偶者の同意を得て，D を医療保護入院とした。

症例 6

応急入院となった症例

48 歳女性 E。ある日，それまで全く受診したことのない，医療機関を予約もせずに受診した。診療した精神保健指定医に対して，「いつも自分の命を狙っている集団につけられている。この病院の麻酔科医に安楽死させてもらえと指令がきたので，来院した。安楽死させてほしい」と述べた。精神保健指定医は，入院治療の必要を説明したが，E は頑なに安楽死を希望し，入院を拒否した。配偶者は，海外出張で，明後日まで連絡がつかないとのことであった。それ以外に身寄りはいなかった。そこで，精神保健指定医は，E を応急入院とした。

症例 7

市町村長同意で医療保護入院になった症例

63 歳男性 F。統合失調症で，ヘルパー，訪問看護などの地域支援を得ながら，通院加療を続けていた。ある時ヘルパーが自宅を訪問すると，わけのわからないことを呟きつづけ，疎通が不良な状態であった。同日，ヘルパーに伴われ，精神科を受診した。診察に当たった精神保健指定医は，幻覚妄想状態で入院が必要と判断したが，本人は疎通困難で入院への同意は得られなかった。F には，身寄りがなく，成年後見人制度の利用もされていなかったので，F の住んでいる G 市の市長の同意に基づく医療保護入院となった。

7

精神障害者保健福祉手帳

精神保健福祉手帳についての規定は法第四十五条に記載されている。身体障害者の身体障害者手帳，知的障害者の療育手帳と同様に精神障害者にも一定の精神障害の状態にあることを証明する手帳を交付し，これに基づいて各種の支援を行い，精神障害者の自立と社会参加の促進を図ることを目的として，平成 7 年に設けられた。この手帳に基づいて，1）精神保健福祉に関する各種サービスを受けることができる，2）所得税や住民税の障害者控除が行われる，3）生活保護の障害者加算の判定が行われる，4）公共施設の入場料や交通機関の運賃の割引などを受けることができる。

附　自立支援医療

自立支援医療制度は，心身の障害を除去・軽減するための医療について，医療費の自己負担額を軽減する公費負担医療制度である。この制度の中に，精神障害者を対象とした精神通院医療がある。精神科臨床では，この精神通院医療のことを自立支援医療と呼んでいる。精神通院医療の対象は，精神保健福祉法第 5 条に規定する統合失調症などの精神疾患を有する者（統合失調症，躁うつ病・うつ病，てんかん，認知症等の脳機能障害，薬物関連障害 (依存症等) の者，または，精神医療に一定以上の経験を有する医師が判断した者）で，通院による精神医療を継続的に要する者である。対象となる医療費は，向精神薬，精神科デイケアなどである。所得に応じて本人が支払う医療費の上限が設定されている。

附　障害年金制度

障害年金とは，厚生年金保険，国民年金，共済年金すべてを対象に支給される年金のひとつである。交通事故で障害者になった人や生まれつき知的障害（精神遅滞）があるような人ばかりでなく，多くの傷病が，受給の対象になる。対象になる傷病のなかには，うつ病，双極性障害（躁うつ病），統合失調症，気分障害，発達障害（広汎性発達障害，アスペルガー症候群，学習障害，注意欠陥多動性障害（AD/HD），自閉症スペクトラム），アルコール依存症，知的障害（精神遅滞），非定型精神病などの精神科領域の障害も含まれている。

8
精神科医療に関わるその他の法令や制度

8-1

心身喪失等の状態で重大な他害行為を行った者の医療及び観察に関する法律（通称：医療観察法／心神喪失者等医療観察法）

この法律は，触法行為を犯した精神障害者に対して，既存の精神保健福祉法下の治療でもなく，刑務所でもない，新しい受け皿を設定すべく提出された法案である。法律の第一条には，「この法律は，心神喪失等の状態で，重大な他害行為を行った者に対し，その適切な処遇を決定するための手続きなどを定めることにより，継続的かつ適切な医療並びにその確保のために必要な観察及び指導を行うことによって，その病状の改善及びこれに伴う同様の行為の再発の防止を図り，もってその社会復帰を促進することを目的とする」とある。この法律の対象となる触法行為は，殺人・傷害・放火・強制性交・強制わいせつ・強盗のいわゆる６罪種とその未遂事案が対象となる。また，精神障害を理由に不起訴になるか，起訴されても精神障害を理由に執行猶予付き判決または無罪判決を言い渡されたものが対象となる。

この法の申し立ては検察庁が裁判所に対して行う。申し立てがなされれば，裁判所は，裁判官，精神科医（この法では，精神保健審判員と呼ばれる），検察官，弁護人（この法では付添人と呼ばれる），社会復帰調整官などで，合議体を構成し，別の精神科医に鑑定を依頼する。依頼された鑑定医は，約２か月程度で，当該精神障害者（この法では対象者と呼ばれる）が，この法律に基づく入院加療か，この法律に基づく通院加療か，それ以外かについての結論を出す。この鑑定書などに基づいて合議体は，当該精神障害者の処遇についての結論を出し，裁判所が，命令を下す。

医療観察法に基づく入院加療（いわゆる指定入院）のできる病床（いわゆる指定病床）は，平成31年1月1日現在，全国に833床ある。こうした病床で構成されるいわゆる医療観察法病棟は既存の精神科病棟とは大きく異なる。まず第一に医療密度が非常に高い。患者一人に対する医師や看護師，心理療法士，作業療法士，精神保健福祉士の配置が非常に多い。こうした事情を背景に，心理教育などのプログラムが充実している。他方，病床数が限られているため，入院を命じられた患者は，居住地域から離れた医療機関での加療を強いられることも珍しくない。

8-2

成年後見人制度

後見人制度とは，認知症，知的障害，精神障害などによって物事を判断する能力が十分でない者について，その者の権利を守る援助者を選ぶことで，法律的に支援する制度である。

後見人制度は，判断能力が不十分になる前に，将来，判断能力が不十分になった場合に備えて，「誰に」，「どのような支援をしてもらうか」をあらかじめ契約により決めておく「任意後見制度」と，判断能力が不十部になってから，家庭裁判所によって援助者として成年後見人等（本人の判断能力に応じて，「後見人」，「保佐人」，「補助人」の三つがある）が選ばれる「法定後見制度」がある。

上に見たように，法定後見制度は後見，保佐，補助の三つの制度がある。後見とは，判断能力がほとんどない状態の人を対象とし，援助者の権限は，財産に関する全ての法律行為，ただし居住用不動産の処分については裁判所の許可が必要，とされている。この援助者の呼称が成年後見人である。保佐とは，判断能力が著しく不十分な人を対象としている。援助者の権限は，特定の事項の同意・取り消し・代理権，重要な法律行為の取消権，である。この援助者の呼称は，保佐人である。補助とは，判断能力が不十分な人を対象としており，援助者の権限は，特定の事項の同意・取り消し・代理権である。この援助者の呼称は補助人である。いずれも制度利用の申し立ては，本人，配偶者，四親等内の親族，検察官，市区町村長などが家庭裁判所に申し立てる。後見制度の利用に関しては，原則的に本人の判断能力についての医師の鑑定を必要とするが，省略する場合もある。保佐は，医師の鑑定が必要である。補助は医師の鑑定は不要である。

8-3

障害者総合支援法

障害者総合支援法は，障害者自立支援法の改正法として平成 24 年に成立し，正式には，「障害者の日常生活及び社会生活を総合的に支援するための法律」という。法の目的は，障害者が，「可能な限り身近な」地域で「障害の有無によって分け隔てられることなく」生活するために，「必要な支援を」提供することによって，障害者の日常生活や社会生活を総合的に支援することである。対象として特定の障害について規定するのではなく，身体，知的，精神の三障害に加えて，発達障害や難病も対象になっている。この法では，障害のある人のそれぞれの生活環境を踏まえ，どのような支援をどの程度必要とするかという度合いを測る。これを障害区分認定と呼ぶ。この認定が，支給されるサービスを決める上で基本となる。

障害者総合支援法に基づく支援は，自立支援給付と地域生活支援事業で構成されている。自立支援給付とは，福祉サービス（ホームヘルパーやショートステイ，施設入所支援，就労移行支援などの障害福祉サービス，精神通院医療などの自立支援医療，相談支援事業，舗装具）を利用した際に，行政が費用の一部を負担する制度である。法律上は，費用全体の９割を行政が給付するが，住民税が非課税の場合は，全額給付となる。

地域生活支援事業は，都道府県，市区町村が主体となって実施するもので，外出につきそう移動支援，日常生活用具の給付または貸与，手話通訳や要約筆記を派遣する意思疎通支援，成年後見制度支援などが含まれる。

この制度を利用する場合は，一般的には障害者手帳（精神障害者の場合は，精神障害者手帳）を取得しておくことが必要である。医師の診断書があれば手帳がなくても利用可能な場合もある。

第13章

実習に入る前に ～チーム医療，医療連携，カルテ記載～

I

医療現場で行われていること

公認心理師として医療現場で活躍するためには，ここまで学んできたような，個々の精神疾患の病態と治療法についての知識を身に着けた上でさらに，医療全体がどのように機能して患者を支援しているか，その全体像を把握することによってはじめて，医療現場で心理士に求められているものが理解できるようになる。

社会で生きている一人の患者に対して医療的な支援を提供しようとするならば，患者の個々の症状を取り去ればよいというわけではない。病によって患者自身が被る心身の苦痛や社会的状況の変化を理解しなければならないし，治療を始め病が癒えてからも，社会に戻る際のさまざまな困難に対していかに援助すべきか，という点にも心を配る必要がある。とくに精神疾患の場合，病気の発症や経過に環境要因が大きな役割を担い，そして病気の影響が患者の人格全体に及んで，多くの場合数年から数十年という単位で長期にわたって経過する。そのためより一層，患者の生活全般を視野に入れながら治療を進めなければならない。複雑な状況を生きる患者を支援するわけであるから，複数の専門医療者がそれぞれの技能を持ち寄って，外部のさまざまな専門機関と連携をとりながら治療にあたっているのである。そして当然ながら，公認心理師もまたその一翼を担うことが期待されている。

医療現場において「協働して治療に当たる」という支援の方法は，個人の心理療法と決定的に異なっている点である。心理査定にしても心理療法にしても，心理士業務の基本は被験者や患者（クライエント）との一対一の作業であると，大学で学んできたはずである。しかし，公認心理師がいったん医療現場へ出て支援活動を行うとき，患者との一対一の関係を大事にしながらも，他の職種との連携や，他の医療機関や行政機関や地域資源などとの連携も円滑に行う必要がある。公認心理師法第 42 条第 1 項に，「公認心理師は，その業務を行うに当たっては，その担当する者に対し，保健医療，福祉，教育等が密接な連携の下で総合的かつ適切に提供されるよう，これらを提供する者その他の関係者等との連携を保たなければならない」と記されており，心理士が複数の関係者と連携をとることの重要性が指摘されているが，医療現場ではとくにこのことが当てはまる。

他職種あるいは他機関と連携をとる際に，公認心理師は日々の業務内容を記録し，的確な情報を伝達しなければならない。しかし一方で，心に寄り添う心理士にだからこそ話されるプライベートな内容の扱いには慎重でなければならない。公認心理師は，医療現場での情報管理についての技能も身に着けておく必要がある。

ここでは精神科病棟ならびに外来での勤務と，総合病院の身体科での勤務の両方の場合について見ていくことにする。

2 チーム医療における公認心理師

2-1 チーム医療の構成

チーム医療とは，一人の患者に対する治療において，それぞれの専門性をもった複数の医療者が一つのチームを作って多角的に患者を支援するような医療を指す。

一般の精神医療におけるチーム医療の構成員を見てみよう。まずは，治療の中核を担う医師である。大学病院など研修機能のある大規模な病院の場合は，指導医と研修医というように，担当の医師が複数になることが多い。医療的支援を直接的に行っているのが外来や病棟の看護師である。看護師は多くの場合一つの医療機関に複数勤務しているため，チームでの作業に最も長けている職種である。薬剤師は，医師が処方する薬剤を正確に患者に届けるだけではなく，処方内容について医師に助言をすることもあるし，患者に薬剤指導を行って，薬剤の必要性を説明すると同時に服薬しやすい工夫をいっしょに考える役割もある。

作業療法士（occupational therapist; OT）は，精神症状によって日常活動に支障が生じた場合，さまざまな作業によって活動能力の回復を図る。作業活動を通して精神状態がどこまで回復しており，どのような点が生活上問題になりうるのかをそのつど評価するのだが，その評価は治療上重要な情報になることが多い。精神保健福祉士（psychiatric social worker; PSW）は，社会制度に精通し，障害年金や生活保護などの社会制度の利用の援助，就学や就労の支援，そして作業所，訪問看護事業所，ホームヘルパー事業所などの社会資源との連携など，患者の社会的活動全般を支援する。

管理栄養士は，栄養バランスに配慮して入院患者の病院食メニューを決定するだけでなく，栄養に問題があったり摂食が困難だったりする入院および外来患者の食事指導に当たる。とくに精神科領域では，向精神薬による肥満問題は深刻なため栄養士の指導は重要であり，また摂食障害患者にとってはそのつどの食事指導は治療のひとつの柱を成す。事務職員もまた，患者に対する医療機関の窓口であり，患者が安心して医療を受けられるよう適切な説明や誘導を行っており，チーム医療において重要な役割を担っている。

総合病院の場合は，身体機能障害の治療に当たる理学療法士（physical therapist; PT），発声や嚥下の障害を治療する言語聴覚士（speech therapist; ST），医療ソーシャルワーカー（medical social worker; MSW）など，さまざまな専門職が治療に関わっている。これらの職種とともに，当然ながら公認心理師もチーム医療を構成している。各種心理検査を施行して患者の精神状態を査定すると同時に，定期的な心理面接によって専門的な心理療法を行う。そのほかにも，デイ・ケアスタッフとなりデイ・ケア活動を支援することもあれば，病棟をラウンドして入院患者に日常的に接することによって，個々の患者の心理状態を評価して医師や看護師にその情報を伝えることもある。

精神科のない総合病院で公認心理師が患者の心理支援に当たる場合は，精神科疾患に慣れていないスタッフに患者の心理状態を説明して理解を得る必要がある。身体科スタッフにわかりやすい説明方法が求められている。

じつはこれら専門的技能を使ってチーム医療の一員として活躍すること以外に，公認心理師に期待されているのは，それぞれの医療スタッフの心理状態や適性を評価して，チームがうまく機能できるよう俯瞰的に全体を見渡す役割である。チーム全体がよいと判断した治療体制が患者本人の望む方向とは異なっていたり，一見スムーズに進んでいるチーム医療がじつは一部のスタッフに多大な負担をかけることで成り立っていたりする状況は，じつは心理士が一番はじめに気づくことはよくある。心とはあいまいでつかみどころがないからこそ，心理士はそのように把握が難しい心理についての専門家であるという自負をもってチームに関わり，適切な助言を述べるべきだろう。

2-2

垂直型チームから水平型チームへ

古代医療においては医師が治療し，それを補佐する看護師がいたが，近代になり医療が複雑化するにつれて，看護師以外にさまざまな職種が現れることになった。このような歴史の流れにおいて医師以外の医療者は「パラ・メディカルスタッフ」と呼ばれ，あくまで「医師の補助」という立場だった。このように，医師の下に複数のパラ・メディカルがいて，医師が一方向的にパラ・メディカルに指示を出す形のチーム医療は，「垂直型チーム医療」と呼ばれる。

しかし，より医療が高度化した現代では，医師と他の医療者がそれぞれの専門性を持ち寄って協同して医療に当たる，すなわち「職種協同」という考え方が推奨され，医師以外の医療者は，「パラ・メディカルスタッフ」ではなく「コ・メディカルスタッフ」と呼ばれるようになった。しかしこの呼称も，医師と他の医療者を区別する意味合いが残っていることから，単に「メディカルスタッフ」と呼ぶことが一般的になっている。

このように，医師を含むそれぞれのメディカルスタッフが対等の関係で医療を運営するあり方は，従来の「垂直型チーム医療」に対して，「水平型チーム医療」と呼ばれる。医師から他のメディカルスタッフに一方向的に指示が出されるのではなく，医師との相互的な情報交換によって医療が進められる。しかも，医師以外のメディカルスタッフ同士の情報交換も積極的になされることが，「水平型」の特徴である（**図 13-1**）。

医師を含むメディカルスタッフ同士がそれぞれの専門性を持ち寄って相談して治療方針を決めていく場合でも，メディカルスタッフが実際に医療行為を行う際には，そのつど医師の指示が必要になる。公認心理師法第 42 条第 2 項に，「公認心理師は，その業務を行うに当たって心理に関する支援を要する者に当該支援に係る主治の医師があるときは，その指示を受けなければならない」と記されているように，心理士も同じく，医師の指示があってはじめて心理査定や心理療法を行うことができる。このことは，けっして医師からのトップダウンで物事が決まるということではなく，あくまでチームで行っている医療行為の責任の所在が医師にあるということを意味しているにすぎない。そうであるから，医師からの指示内容は公認心理師を含むメディカルスタッフとの話し合いで決められるべきである。

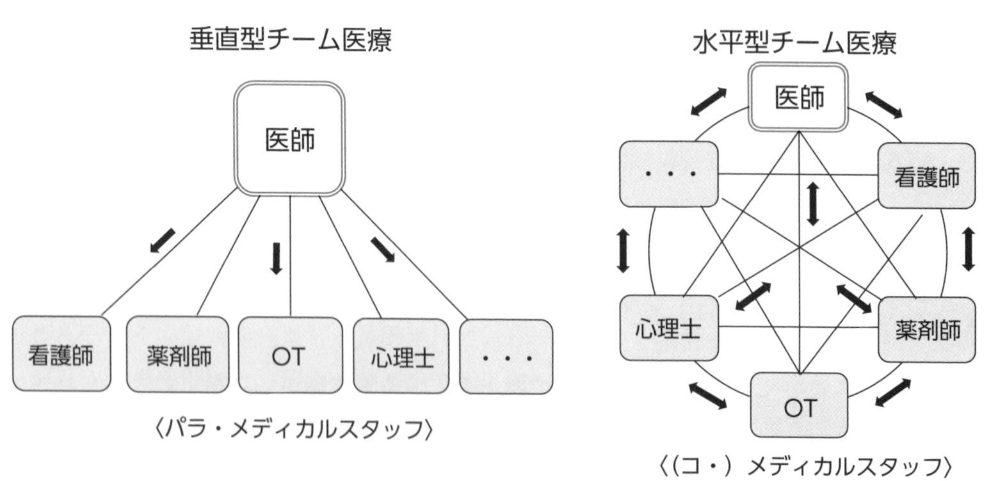

図 13-1　垂直型チーム医療と水平型チーム医療

3

チーム医療の実際（図 13-2）

3-1

精神医療での公認心理師の役割

1．精神科診療

精神医療では心理士が心理検査，個人心理療法，集団心理療法を行う。現時点では，心理検査は内容によっては保険診療に含まれるが，心理士の行う心理療法は保険診療外となり，診療報酬は算定されない。医師から心理検査や心理療法を指示された場合，心理士はどのような目的でその指示が出されたかを医師に確認し，場合によっては検査や心理療法の内容を再検討する。検査結果の患者へのフィードバックを心理士が行うこともある。患者についての治療カンファレンスに参加して，心理士の立場から発言する。

2．精神科リハビリテーション

精神疾患のために社会にうまく適応できない患者に対して，さまざまな社会資源を活用しながら社会参加が試みられることになり，これらの活動を総称して「精神科リハビリテーション」と呼ぶ。

精神科デイ・ケアは，精神疾患をもった外来患者が社会生活機能の回復を目的として医療機関において集団活動を行うものであり，短時間の「ショート・ケア」，午前午後を

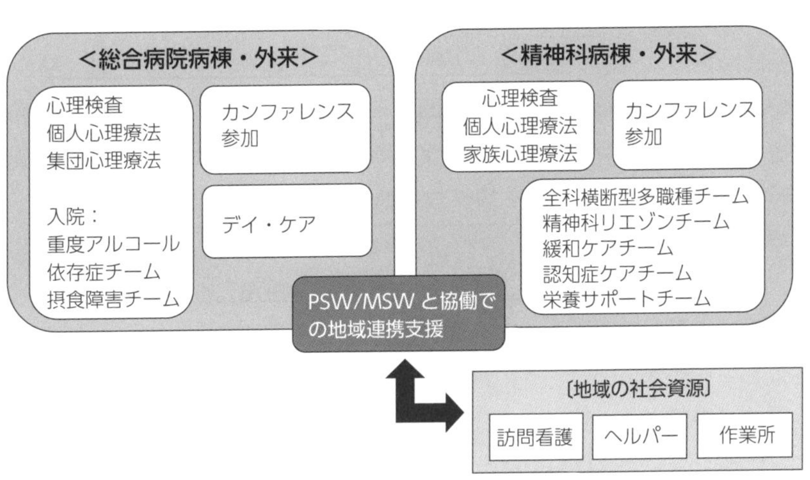

図 13-2　医療機関での公認心理師の主な役割

通して行う「デイ・ケア」，夜に行う「ナイト・ケア」，朝から夜までの「デイ・ナイト・ケア」がある。心理士は，精神科医，看護師，作業療法士らと協働して，患者の活動を支援する。通常は，どの専門職スタッフもあえて役割分担をせずに同じように支援に当たり，患者の状態の評価やプログラムの検討の際にそれぞれの専門的立場から意見交換する，というかたちが多い。

服薬などの生活上の管理を支援するために訪問看護を導入したり，生活能力の向上を目指して介護士（ヘルパー）を利用したりすることもある。生活能力の向上のために自立訓練（生活訓練）事業所を利用したり，就労訓練として就労継続支援Ａ型・Ｂ型事業所を利用したりする場合もある。このような地域資源活用の調整は精神保健福祉士が担当しているが，リハビリテーションの過程で不安を抱くことは多いため，公認心理士が心理面の支援を行うことが期待されている。

3. 専門治療

さまざまな専門治療において心理士が活躍できると考えられるが，現在診療報酬上公認心理師が明確に求められているのは，重度のアルコール依存症と摂食障害の入院治療においてである。心理士はそれぞれの疾患に精通し，疾患に特異的な心理支援のあり方を熟知しておく必要がある。

3-2

総合病院での公認心理師の役割

1. 個別心理支援

総合病院で公認心理師が治療に当たる場合，当然ながら個別症例について心理支援が依頼されることがある。

難治性疾患のために入院が長期に及んでいる場合，前例の少ない先端医療が行われ患者の心理的負担が大きい場合，元々心理的な葛藤を抱いている場合などで，狭義の精神医学的支援ではなく広い意味での心理的支援が求められる時に，心理士に依頼が来るだろう。依頼するのは身体科の医師や病棟の看護師が多いと思われるが，それぞれのスタッフが心理療法について詳しく知っているわけではない。依頼された心理士は，そもそも心理療法の適応があるのかどうか，本人が心理療法を希望しているのかどうか，などを丁寧に評価する必要がある。そのような評価にも心理療法にも１人あたりにまとまった時間を要するし，心理支援のための場所も検討しなければいけない（総室のベッドサイドでいいのか，面談室が必要なのか，患者が移動できるのか，など）ため，依頼があればすべてその場で引き受けるのではなく，余裕をもって責任ある対応をする必要がある。心理療法の依頼手順を明確にし，病院内に周知しておく。

本人が望まないなど，本人に対する直接の支援ができなくても，心理士が治療カンファレンスに参加し心理的側面についての助言を伝えるだけでも，意義は大きい。難しい疾患の場合，介護をする家族の心理的負担も大きいため，心理士が家族への心理支援を行うこともある。

2. 全科横断型多職種チーム

総合病院では，個別の心理支援以外に，全科にまたがる他職種からなる治療チームで活動することがある。定期的にカンファレンスを開いて個々の患者をその都度評価し，支援の目的や方法を確認しながら，チームの構成員それぞれが役割分担を明確にして支援に当たる。以下に診療報酬加算が認められた医療チームを紹介するが，もちろん，現時点で診療報酬加算のない医療チームも多数試みられている。

精神科リエゾンチームは，精神疾患をもった患者が身体疾患のために身体科病棟に入院した際に，精神科医，看護師，精神保健福祉士などが共同で患者の精神症状を評価して治療を行うものであり，そこに公認心理師も含まれる。元々精神疾患がなくても，入院での身体治療音過程で抑うつやせん妄などの精神症状が生じたり，自殺企図のために緊急で入院したりした場合,精神科リエゾンチームが対応することになる。(厳密には「全科横断型」ではないが，身体科との協働医療ではあるため，ここに記載する。)

緩和ケアチームは，悪性腫瘍や後天性免疫不全症候群の入院患者に対して，疼痛，倦怠感，呼吸困難などの身体症状や，不安，抑うつといった精神症状の緩和を目的として活動する。身体科医師，精神科医師，看護師，薬剤師でチームを構成し，そこに公認心理師が加わることになる。予後不良な疾患の受容を促し，残された人生をいかに豊かに生きるかということを患者と共に考えていく作業を行う。

認知症ケアチームは，認知症による行動・心理症状や意思疎通の困難さのために，身体疾患の治療への影響が見込まれる入院患者に対して，認知症症状の悪化を予防し，身体疾患の治療を円滑に受けられることを目的とした他職種チームである。公認心理師は，認知症の評価を行い，患者にとって心理的負荷の少ない治療環境を検討すると同時に，受け入れる家族に対する心理支援を行う。

栄養サポートチーム（nutrition support team; NST）は，栄養障害の状態にある患者や，術後などで栄養管理を必要とした入院患者に対して，栄養管理の専門的知識を有した内科医師や管理栄養士などからなる他職種チームである。公認心理師は，患者の栄養障害そのものや栄養治療に伴う苦痛を評価し，心理療法によってその苦痛の受容や軽減を促す。

4 リスクアセスメント

4-1

自殺リスクの評価と医療機関の連携

総合病院に勤務する公認心理師の業務として，患者の心理状態の評価が期待されている。病院に精神科医が勤務していなければ当然だが，精神科医がいても心理的に不安定な患者が精神科受診を拒む場合，まずは心理士が面接をして評価することがある。

とくに正確な評価が求められるのが，自殺のリスクである。入院患者が自殺企図を行った場合や自殺をほのめかす言動がきっかけで，心理面接を依頼されることがある。自殺リスクアセスメントシートといった評価尺度を用いて評価すると漏れがないが，できるだけ患者に自由に話してもらいながら，重要な情報を集めていく方法がよいだろう。

具体的に自殺方法を考えている場合は，実行に移す危険は高い。睡眠や食欲が大幅に障害されている場合は，うつ病など大きな精神的変調をきたして重度の緊張状態にあると理解されるため，自殺リスクが高いと考えるべきだろう。本人が語る自殺の理由が微細あるいは奇異で，その理由から自死を考えることがどうしても了解しにくい場合もまた，精神病的な状態に陥っている可能性があり，やはり自殺リスクは高い。

自殺が切迫していると判断された場合は，心理療法の守秘義務の例外的事態と判断し，家族に連絡をとって付き添ってもらって，早急に入院可能な近隣の精神科病院に受診してもらうべきだろう。自殺の話題が出れば，たとえ切迫しているとはいえなくてもリスク評価のために，本人に必要性を説明して一度は精神科医の診察を受けてもらうべきである。

4-2

入院適応の評価

自殺に限らず，身体科患者が精神的変調をきたし，精神面での専門的治療が必要と考えられたら，精神科病棟への入院を検討することになる。幻覚妄想が生じて言動が混乱し，身体科の一般病棟での入院継続が困難な場合や，明らかにうつ状態などの精神的変調が持続している場合がそれにあたる。摂食障害患者で急激な体重減少が認められれば入院の対象となるが，その時点ではまず身体科病棟に入院し，身体面の治療を優先すべきである。

公認心理師が勤務する病院に精神科があれば，少しでも気になる症例はできるだけ早く精神科を受診してもらう。患者自身が，最初は精神科受診を躊躇することが多いが，大抵の場合は不眠か食欲不振など身体的な症状を伴っているため，それを理由にして「専門外来を受診すべき」と勧めることで，本人の了解が得られやすくなる。

勤務する総合病院に精神科がなければ，近隣の精神科病院に受診を依頼することになる。経過についての紹介状を作成し，医療ソーシャルワーカーを通じて精神科病院に打診してもらう。もしソーシャルワーカーでは微妙なニュアンスが伝わりにくいことが懸念されれば，心理士が自ら他医療機関に電話をしてもいいだろう。

5 カルテ記載について

5-1 カルテの一般的な記載方法

カルテ（診療録）とは，医療者がどのような判断でどのような診療行為を行ったのかという記録であると同時に，多職種でのチーム医療においては，それぞれの専門職スタッフからの他のスタッフへの情報伝達ツールでもある。ほかの職種のスタッフが読んでも理解しやすい内容や書き方を心掛けるべきである。

医師や看護師は一般に，問題志向型システム（Problem-Oriented System; POS）に基づく「問題志向型診療記録（Problem-Oriented Medical Record; POMR）」を用いるようにトレーニングを受けている。つまり患者のもつ問題点を列記して，それぞれの問題点について整理して記載することによって，各医療スタッフのすべき業務が明確になる。

POMR を用いる際に，標準的には**表 13-1** の「SOAP 形式」で記載されることが多い。

表 13-1　カルテ記載の SOAP 形式

S	（Subjective data）： 患者が主観的に感じている内容・語り言葉をそのまま記載
O	（Objective data）： 精神状態や行動をできるだけ解釈を加えずに客観的に記載
A	（Assessment）： 主観的な訴えと客観的状態から、患者が今どのような状態でどのような問題があるかについての評価や見立てを記載
P	（Plan）： 実際に行った対応や今後の治療計画

5-2

心理療法の内容の記載方法と注意点

公認心理師もPOMRというカルテ記載方法に慣れておくべきだが，心理士の業務は必ずしも医学的問題の直接的解決ではないことから，医師や看護師とまったく同様に記録をすることはできない。心理士に求められているのは，医学的あるいはその他のさまざまな問題を抱えて悩んでいる患者の全体像をとらえ，心理学的専門性でもってそのような患者がよいよく生きることを援助することであるため，自ずと記載方法も独自のものになるだろう。SOAPの記載にもこだわる必要はないが，今の患者の心理状態が理解でき，今後の心理士の治療方針が他のスタッフにもわかるよう明確にしておくべきである。

そのために，カルテに記載する際に心理学の専門用語はできるだけ使わず，どの医療スタッフにもすぐに理解可能な言葉で記載すべきである。人間の心は当然複雑なのだが，今現在とくに問題となっていることはシンプルに表現できるはずだという前提で，すっきりとした記載を心掛ける。

しかし一方で，心理士は逐語的に患者（クライエント）と心理士との会話内容を記録することに慣れているし，患者の細かな言葉の使い方に大きな意味が隠れている場合も多いため，一つ一つの言葉を大事に書き留めることが普通である。心理療法の過程でこれまでの治療を見直すとき，逐語的記録から今後の治療のヒントが得られることも少なくない。しかし，上に述べたように，すべての会話内容をカルテに記載すると冗長になり，他の医療スタッフは心理療法で何が問題になっているのかが見えにくい。さらに，心理療法では極めて個人的な内容が語られるため，それをどの医療スタッフも目にするカルテに記載することに躊躇する心理士もいることだろう。とくに電子カルテの場合，院内のスタッフなら誰でも容易にアクセスできるため，なおさらである。

公認心理師が病院で働く際に生じる問題の一つが，「心理士のカルテがわかりづらい」というものである。たくさん書いていても読みづらいし，かといって「きわめてプライベートなことだから」という理由でカルテに面接内容がほとんど書かれていないと，他の医療者には心理士が患者とどのような治療を行っているのかまったくわからない。そもそも，どの医療スタッフも患者のプライバシーを扱っているという自負があり，それは職務上守秘義務を負うかたちで外部へは絶対漏らさない一方，医療チーム全体では共有して当然であると考えられているため，得られた情報はすべてカルテに記載することになっている。心理士が「プライベートな内容だから」という理由で他の医療者にもそれを伏せようとする行為自体が，医師や看護師には理解しづらく，そのことで心理士と医療スタッフの間に不信感や亀裂が生じてしまうことも稀ではない。

やはりカルテは，他の医療スタッフへの情報伝達ツールという意識をもって，わかりやすさを心掛けつつ，心理療法の内容をできるだけ記載すべきである。どうしても心理士ひとりの胸にしまっておきたい内容は，記録せずに頭だけに入れておくか，別のノートか何かに記録しておくことになる。個人的な記録はあくまで心理士のものなのでカルテ開示の対象にはならないが，患者のプライバシーを扱ったものなので心理士個人の責任で厳重に管理する。この個人記録も診療上得られたものには違いないので，パソコンのワープロソフトに記入して電子カルテ内の他のスタッフからは容易にアクセスできない場所に保管したり，記録ノートを入れたロッカーを施錠して鍵を病院が預かったり，といった方法で，病院が責任をもって管理してくれる場合もある。公認心理師が業務の必要性から電子カルテとは別に記録したいと考える場合は，その管理方法と責任について各医療機関で話し合っておくべきである。

6
医療者としての公認心理師

公認心理師が医療現場で働く際には，医療チームの一員であるという自覚が最重要になる。臨床心理学という学問分野は，まだまだ一般の医療スタッフにも，じつは多くの精神科医にも十分には理解されていない。心理士ができることを他の医療スタッフにわかってもらう努力を日々行っていくべきだし，そのためにも気後れすることなく積極的に他の医療スタッフとのコミュニケーションを図るべきだろう。勤務する病院のシステムを知り，それぞれの医療スタッフの業務内容も把握しておくべきだし，医学の知識も患者を通じて少しずつ増やしていく意識も重要である。

医学が発展し社会が複雑化する中で，患者はつねに予期せぬ心理的負荷に悩まされている。医療はいつの時代も心理士の支援を必要としているのである。公認心理師は，自らの専門的技能に自負をもって，医療活動に積極的に参加するべきである。

人名索引

日本語索引

く

け

こ

さ

し

す

せ

外国語索引

監修者紹介

子安 増生（こやす ますお）

京都大学名誉教授　博士（教育学）
日本心理学会理事　日本心理研修センター業務執行理事
日本心理学会認定心理士　臨床発達心理士

経　歴

1950 年　京都市生まれ
1973 年　京都大学教育学部 卒業
1975 年　京都大学大学院教育学研究科修士課程修了
1977 年　京都大学大学院教育学研究科博士課程退学
　同年　愛知教育大学助手　同助教授を経て
1988 年　京都大学教育学部助教授　同教授を経て
1998 年　京都大学大学院教育学研究科教授
2016 年　京都大学定年退職　京都大学名誉教授　甲南大学文学部特任教授

著　作

『心が育つ環境をつくる―発達心理学からの提言』（共編著，新曜社，2014）
『「心の理論」から学ぶ発達の基礎―教育・保育・自閉症理解への道』（編著，ミネルヴァ書房，2016）
『心の理論―第 2 世代の研究へ』（共編著，新曜社，2016）
『教育認知心理学の展望』（共編著，ナカニシヤ出版，2016）
『アカデミック・ナビ　心理学』（編著，勁草書房，2016）
『公認心理師エッセンシャルズ 第 2 版』（共編著，有斐閣，2019）
『出題基準対応　公認心理師のための基礎心理学』（単著，金芳堂，2019）ほか

編集者紹介

村井 俊哉（むらい としや）

京都大学大学院医学研究科教授
専門　精神医学

経　歴
1966 年　大阪府生まれ
1991 年　京都大学医学部卒業
1998 年　京都大学大学院医学研究科博士課程修了
同年　ドイツ　マックスプランク認知神経科学研究所臨床研究留学
2000 年　京都大学医学部附属病院医員
2001 年　京都大学附属病院精神科神経科助手
2002 年　京都大学大学院医学研究科精神医学講師　同助教授　准教授を経て
2009 年　京都大学大学院医学研究科精神医学教授

著　作
『精神医学の実在と虚構』（日本評論社，東京，2014）
『精神医学を視る「方法」』（日本評論社，東京，2014）
『精神医学の概念デバイス』（創元社，大阪，2018）
『統合失調症』（岩波新書，東京，2019）ほか

訳　書
N. ガミー『現代精神医学原論』（みすず書房，2009）ほか

野間 俊一（のま しゅんいち）

嵯峨さくら病院院長　京都大学医学部臨床教授　博士（医学）
NPO 法人 SEED きょうと理事長
専門　精神医学・臨床心理士

経　歴
1965 年　香川県生まれ
1990 年　京都大学医学部卒業
同年　京都大学医学部附属病院精神科神経科にて研修
1994 年　ドイツ　ヴュルツブルク大学精神療法・医学的心理学研究所客員医師
1999 年　京都大学医学部附属病院精神科神経科助手
2008 年　京都大学大学院医学研究科脳病態生理学講座精神医学講師
2019 年　嵯峨さくら病院院長　京都大学医学部臨床教授

著　作
『解離する生命』（単著，みすず書房，2012）
『身体の時間―〈今〉を生きるための精神病理学』（単著，筑摩選書，2012）
『身体の哲学―精神医学からのアプローチ』（単著，講談社，2006）
『ふつうに食べたい―拒食・過食のこころとからだ』（単著，昭和堂，2003）
『エスとの対話―心身の無意識と癒し』（G・グロデックと共著，新曜社，2002）ほか

訳　書
ファンデアハートら『構造的解離・上巻』（共訳，星和書店，2011）ほか

公認心理師のための精神医学　精神疾患とその治療

2020 年 2 月 10 日　第 1 版第 1 刷 ©
2022 年 2 月 20 日　第 1 版第 3 刷

監　　修　子安増生　KOYASU, Masuo
編　　集　村井俊哉　MURAI, Toshiya
　　　　　野間俊一　NOMA, Shunichi
発 行 者　宇山閑文
発 行 所　株式会社金芳堂
　　　　　〒 606-8425 京都市左京区鹿ヶ谷西寺ノ前町 34 番地
　　　　　振替　01030-1-15605
　　　　　電話　075-751-1111(代)
　　　　　https://www.kinpodo-pub.co.jp/
組　　版　HATA
印刷・製本　モリモト印刷株式会社
ブックデザイン　宗利淳一

落丁・乱丁本は直接小社へお送りください．お取替え致します．

Printed in Japan
ISBN978-4-7653-1800-6